통증 보감

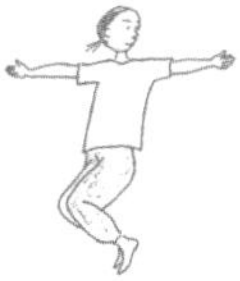

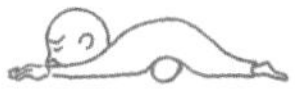

통증보감

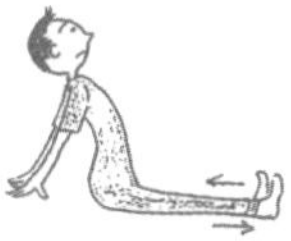

아닌 지음

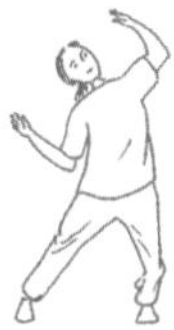

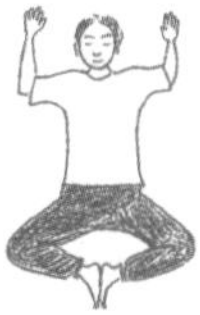

약 안 먹고 수술 안 하고
병 고치는 법

해피북미디어

책을 펴내며

통증보감을 열면서

우린 누구나 세상에 많은 빚을 지고 삽니다.

내가 살기 위해 빼앗은 생명이 얼마며, 물과 공기는 또 얼마나 더럽혔는지. 나로 말미암아 상처 입은 대지, 사람은 또 얼마인지, 가늠할 길 없습니다.

이렇게 갚아도 갚아도 못 갚을 빚이지만 이런 노력으로나마 마음의 짐을 덜고자 합니다. 이순을 훌쩍 넘긴 나이에 가당치 않지만, 여러분의 도움을 받아 시작합니다.

병원에서 태어나 병원에서 죽는다. 우리는 누구나 병원에서 태어나 병원에서 죽는 것을 당연하게 생각합니다. 현대인들은 태어날 때부터 온갖 약물로 몸을 적시고, 살아 있는 동안은 물론 주검조차 약품으로 처리됩니다. 사람이 무슨 병균 덩어리 같습니다. 탄생도 병이고 죽음도 병 같다는 생각이 듭니다.

아프면 병원 가고, 약 먹고, 수술하는 것을 너무나 당연하게 생각하는 세상입니다. 특별히 아픈 데도 없는데 정기적으로 검진을 받아야 하고, 그것을 좋은 것으로 생각하는 우리입니다.

아플 때를 대비해서 쉴 틈 없이 일하고, 그 때문에 몸이 병들어 애써 모아놓은 재산을 탕진합니다. 과연 이렇게 사는 것이 옳을까요?

다른 길, 다른 삶은 없을까요?

통증보감은 이제 그 길을 찾아갑니다.

약물과 수술에 의지하지 않고 사는 삶을 찾아갑니다. 우리 누구나 태어날 때부터 가지고 있는 자연치유력과 좋은 생활습관을 통해 스스로 병을 예방하고, 치료하는 방법을 찾아갑니다. 병원비 걱정 없는 세상을 만드는 것 못지않게 중요한 것은 애당초 아프지 않는 것이고 아프더라도 스스로 고치는 능력을 키우는 것입니다. 온갖 약물로 대지와 물, 공기를 오염시키는 병원 중심의 생각에서 벗어나는 것은 또 하나의 환경운동이요, 생명운동입니다. 세상에 죄를 덜 짓는 방법이기도 합니다.

나라의 주인이 국민이듯이, 내 몸의 주인은 '나' 자신입니다. 통증보감으로 '몸의 주권을 회복합시다.'

끝으로 통증보감을 만들기까지 도움을 주신 여러분들, 그림 그리는 데 모델이 되어주신 우영숙, 최문영 님, 이쁜 글씨로 그림을 살려준 김정규 님, 블로그 개설에 많은 도움 주신 표종한 님께 감사드립니다. 그리고 색연필로 응원해준 박순옥 님, 고마워요.

2020년 10월

아닌

차례

2부 음식 이야기

3부 밥과몸 운동법

1부

운동 이야기

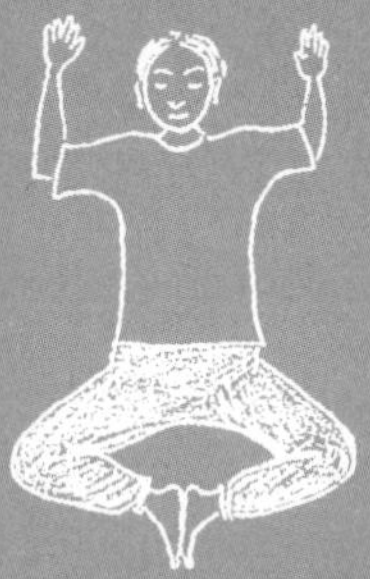

1. 몸을 병들게 하는 자세

몸이 아픈 사람은 자신의 평소 생활습관을 살필 일이다. 잘못된 생활습관이 병을 만든다. 그러므로 하루의 많은 시간을 앉아서 보내는 사람은 자신이 앉아 있을 때 어떤 자세를 하는지 살펴야 한다. 서서 일을 하는 사람은 일할 때 자신이 주로 어떤 동작을 하는지를 살펴본다. 그러면 대개 아픈 원인을 알 수 있다. 오랜 시간 구부리고 있으면 자연히 등이 굽고 목이 굽을 것이다. 서서 일하는 내내 한쪽으로 몸을 트는 자세를 한다면 허리가 틀어질 것이다. 등이 굽고, 목이 굽고, 허리가 틀어지면 어떤 일이 생길까?

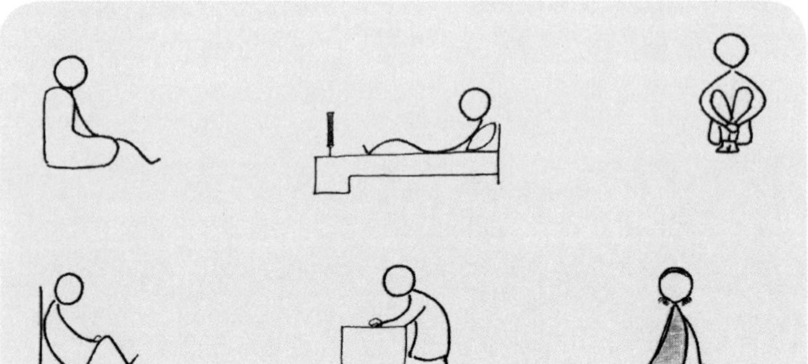

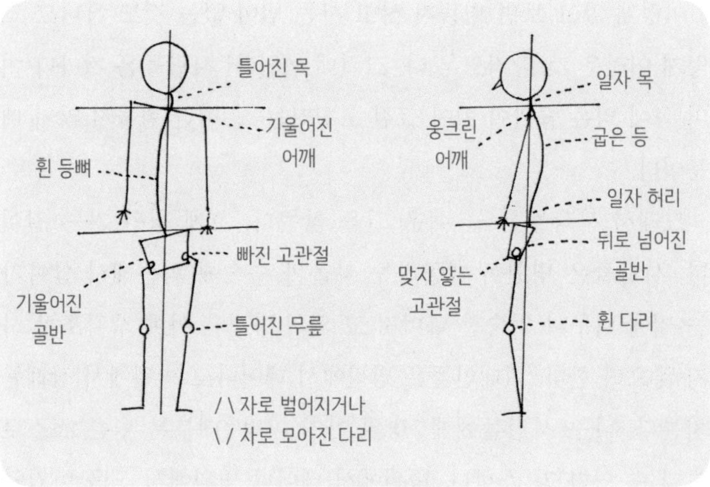

통증을 부르는 몸

오랜 시간 목을 구부리고 있으면 목 근육이 피로해진다. 피로하면 굳는다. 목뼈를 붙들고 있는 근육이나 주변 근육이 굳으면 근육 속으로 지나가는 신경과 혈관이 눌리게 된다. 그러면 신경이 잘 안 통하고 피가 잘 안 통하게 된다. 신경이 안 통하고 피가 안 통하니 어떻게 되겠는가? 병들 수밖에! 등이 굽어도 허리가 틀어져도 마찬가지다. 몸 어디라도 굽고 틀어진 상태가 오래되면 병이 들고 병이 들면 아프다.

앉으나 서나 바른 자세를 하는 것이 아프지 않는 방법이다. 즉, 통증 없이 사는 방법이다. 생활을 위해 부득이 목을 구부리고, 허리를 틀 수밖에 없더라도 그때그때 굽고 틀어지는 몸을 바로 세우는 동작을 통해 몸이 굽고 틀어진 채로 굳지 않도록 해야 한다.

이렇게 알고 보면 병들지 않고 사는 법이 없는 것도 아니고 그렇게 어려운 것 같지도 않다. 그런데 어렵다! 사람들은 저마다 이미 몸에 익은 습관이 있어 그걸 고친다는 게 여간 힘들지 않기 때문이다.

그래서 사람들은 늘 쉬운 길을 찾는다. 그게 병원 가는 길이다. 사람들은 병원이 제공하는 약물과 수술에 의존해서 살아가는 법에 너무나 익숙한 나머지 그 외의 방법은 아예 생각조차 하지 않으려 한다. 현대인들은 병원에서 태어나고 병원에서 장례를 치른다. 나는 사람들에게 "병원 가지 마라, 대부분 병은 스스로 고칠 수 있다"라고 한다. 병원에서 태어나 병원에서 생을 마감하는 사람들에게 "병원에 가지 말고 스스로 몸을 고쳐라" 하니 사람들의 눈빛이 고울 리 없다. 그래도 어쩌겠는가, 나도 내 길을 갈 수밖에.

2. 온몸운동

앞에서 말한 대로 몸이 아픈 까닭은 몸이 틀어지고 굽어서 근육이 굳은 결과, 근육 속을 흐르는 신경과 혈관이 눌려서다. 물론 이와 무관하게 아플 수도 있다. 방사능에 오염될 수도 있고, 각종 화학물질에 몸이 자극을 받아 아플 수도 있다. 그런 특별한 경우조차 결국에는 신경을 다치고 피가 오염되거나 혈관 자체가 제 기능을 발휘하지 못하지만, 일단 그런 경우는 논외로 한다. 일반적으로 우리가 아프다고 하는 것, 그러니까 머리가 아프다, 어깨가 아프다, 위가 안 좋다, 허리가 아프다, 무릎이 아프다 등등의 병은 생활 속에서 몸을 잘못 다스려 생긴다. 몸의 어느 한쪽을 지나치게 많이 사용한다든지, 앉아 있을 때나 서 있을 때 자세가 올바르지 않다든지 하면 뼈가 틀어지게 되고 뼈가 틀어지면 뼈를 붙잡고 있는 근육이 따라서 틀어져 굳게 된다. 근육이 굳으면 근육 속을 흐르는 신경과 혈관이 눌려서 제 기능을 발휘할 수 없게 된다. 그런 상태를 병든 상태라 한다. 아프다는 것은 그럴 때의 느낌이다.

온몸운동은 몸이 틀어져 굳는 것을 막는 여러 가지 방법 중 한

가지다. 생활 속에서 언제라도, 누구라도 쉽게 할 수 있는 방법이다. 책을 읽다가, 사람을 기다리다가, 또는 일하다가도 발 어깨너비로 벌리고, 허리 세우고, 가슴 펴고, 고개 들고, 양손 깍지 끼고 좌우로 설렁설렁 흔들면 된다. 지금이라도 해보시라, 금세 느낌이 오지 않는가? 손 높이는 높게도 해보고 낮게도 해본다. 주의할 것은 할 때 어깨나 허리에 힘이 들어가지 않도록, 그야말로 설렁설렁 해본다.

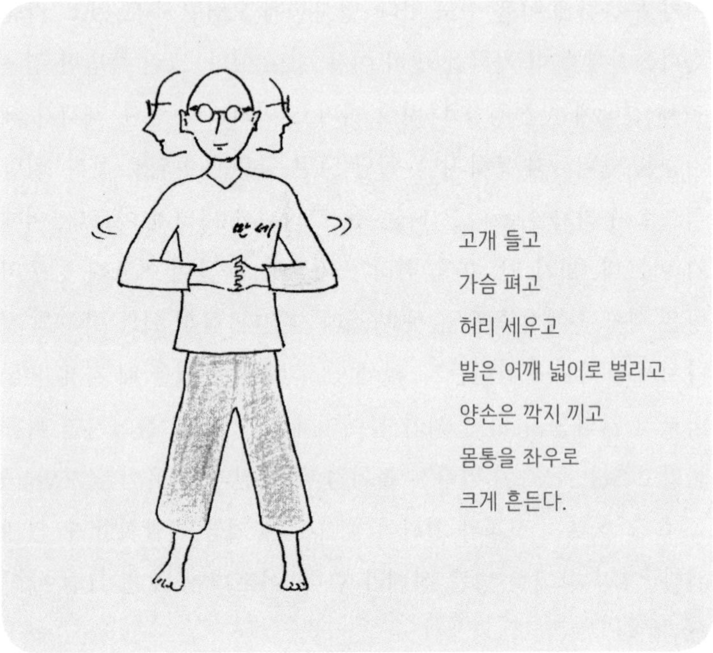

온몸운동

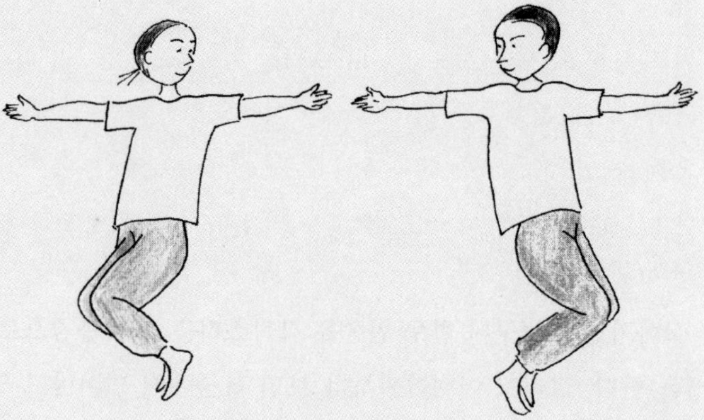

1. 누운 자세에서 양팔 옆으로 벌리고

2. 무릎을 구부려 세운 다음

3. 머리와 다리를 반대 방향으로 비튼다.

4. 몸을 비튼 자세로 3~4초 멈추었다가 다시 반대로 비튼다.

누워 온몸운동

3. 허리 통증 벗어나기

살아가면서 누구나 한두 번쯤은 갑작스러운 허리 통증으로 고생을 한다. 그리고 어찌어찌하다 보면 통증에서 벗어나고 얼마 지나지 않아 언제 그랬냐는 듯 다시 멀쩡하게 살아간다. 문제는 너무 자주 아프거나, 계속 아픈 경우다. 그런 경우 대부분의 사람은 병원에 가서 검사를 받는다. 검사 결과에 따라 주사 맞고, 물리치료 하고, 처방전 받아서 약을 사 먹는다. 그러면 어느 순간 통증이 가시고 별일 없었다는 듯 일상생활을 하는 수도 있다. 그러나 아무리 병원을 드나들어도 통증이 가시지 않는 경우가 있다.

몸에서 아파도 좋은 부분이 어디 있을까마는, 허리를 쓸 수 없다는 건 참으로 난감한 일이다. 앉아 있어도 괴롭고, 서 있어도 괴롭고, 심지어 누워도 괴로우니, 사는 게 사는 게 아니다. 필자 역시 허리 통증으로 엄청 고생한 적이 있어 그 고통이 어떤 것인지 안다. 약을 먹어도, 주사를 맞아도, 침을 맞아도 없어지지 않는 통증! 결국, 수술밖에 길이 없다는 이야기를 들었을 때의 그 막막한 느낌.

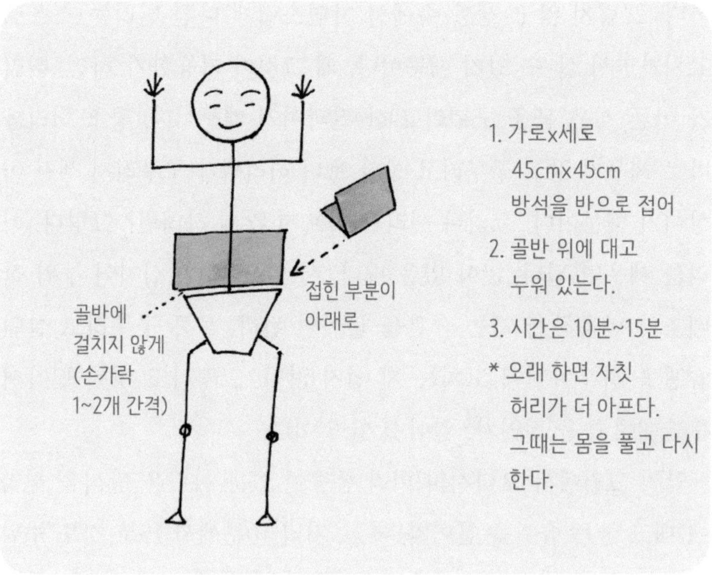

방석으로 허리 통증 예방과 치료

많은 사람이 도무지 낫지 않는 허리 통증을 해결하기 위해 수술대에 몸을 눕힌다. 그런 사람 중에 일부는 다행히 소원을 이룬다. 그런데 **그렇지 않은 경우가 너무나 많다. 그래서 다시 또 수술대에 눕고**.

허리 수술 하지 마라

필자는 기회 있을 때마다 말한다. '허리 수술하지 말라'고. 물론 외부 자극 때문에 뼈가 깨지면 별수 없이 병원의 도움을 받아야 한다. 그렇지 않고 생활 속에서 자연스럽게 다친 허리는 스스로 고쳐가면서 살 수 있기 때문이다. 왜 그것이 가능한가 하면, 허리가 아픈 것은 몸을 구부리고 산 결과이기 때문이다. 평소 허리를 바로 세우지 않고 구부리고 살다 보니 허리뼈가 구부러져 생긴 이상이기 때문이다. 그러니 허리가 아프지 않게 하려면? 그렇다. 허리를 세우면 된다. 앉아 있을 때나, 서 있을 때나, 심지어 누워 잘 때조차 반듯하게 자는 습관을 붙이면 된다. 물론 구부리고 살던 습관을 하루아침에 고치는 게 쉽지 않다. 그렇다고 병원에 가서 수술대에 누울 것인가? 알아서 할 일이다.

앞의 그림에서 보다시피 허리 통증이 있는 사람은 방석을 허리에 대고 눕는 습관을 붙이자. 아침, 저녁 10분에서 15분 정도 누워 있는 것만으로도 좋은 효과를 볼 것이다. 물론 그 밖의 시간에도 '허리세우기'를 잊지 않도록 한다.

이 운동을 하면 허리를 받쳐주는 골반을 바로 세우고, 굽은 허리를 펴주는 효과가 있다. 틀어진 골반이 제자리를 찾으면 골반 위에 놓인 허리뼈는 물론 등뼈 전체가 제 모습을 찾게 된다. 골반과 등뼈가 제자리를 찾으면 골반과 등뼈를 이어주는 근육은 물론, 허리뼈를 세워주는 근육도 부드럽게 풀려서 통증이 사라지게 된다.

허리 아픈 사람이 수술을 해도 잘 낫지 않는 것은 위와 같이 병의 근본 원인을 없애주지 않기 때문이다.

허리가 아픈 사람은 골반이 이리저리 틀어져 있다. 말하자면 기초가 무너져 있다. 그러니 그 위에 놓인 허리가 무너져서 아픈 것이다. 무엇이든지 기초가 중요하다.

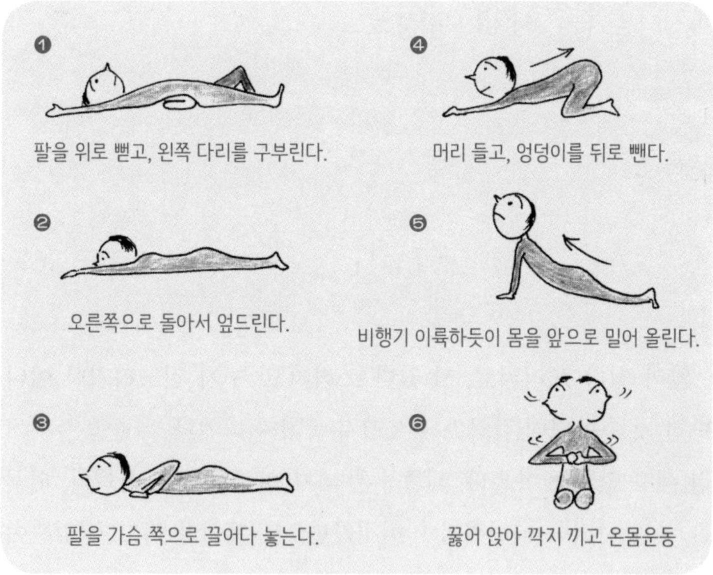

고양이 자세

방석운동 할 때 주의할 점

1. 잠이 들어 시간을 넘기는 수가 있다. 시간을 꼭 지켜야 한다.
2. 혹시 시간을 넘겨서 통증이 심하면 몸이 굳어서 그러니 앞에 소개한 온몸운동으로 굳은 몸을 풀고 다시 시도한다.
3. 일어날 때는 그림처럼 몸을 뒤집어서 고양이 자세로 일어난다. 옆으로 몸을 틀면서 일어나는 일이 없도록 한다.
4. 앉아서 온몸운동, 또는 누워서, 서서 온몸운동을 자주 한다.
5. 많이 아픈 사람은 1~2시간 간격으로 자주 한다.

4. 뇌졸중, 치매 예방법

앉아 있다 쓰러지고, 서 있다 쓰러지고. 누가 건드리거나 어디 받힌 것도 아닌데 갑작스레 쓰러져 죽거나 다친다. 뇌졸중은 이처럼 예고 없이 찾아온다. 뇌졸중은 뇌가 의식을 잃은 상태다. 의식을 잃는 까닭이 뇌혈관이 막혀서라면 뇌경색이라 하고, 뇌혈관이 터져서라면 뇌출혈이라고 한다.

왜 이런 일이 일어날까? 이에 대해 병원에서는 스트레스, 과로, 운동 부족 등으로 혈관 내 피가 응고(혈전)되어 혈관을 막거나, 얇은 혈관이 터져서 그렇다고 한다. 이런 설명에 의문이 들지 않는가? 왜 스트레스, 과로가 피를 응고시킬까? 혈관은 왜 터지게 할까? 운동 부족이 왜 혈전을 만들고, 혈관을 파괴할까?

뇌졸중도 다른 병과 마찬가지로 뼈가 틀어지고 근육이 굳어서 나타나는 증상으로 본다. 과로하거나 스트레스를 받으면 몸이 굳는다. 평소 목이 틀어지고 굳어서 심장에서 머리로 올라가는 신경이 약해지고 혈관이 눌려 있던 차에 과로를 하거나 스트레스를 받으면, 몸이 더욱 굳어서 혈관이 아예 막히거나 터지는 것이다. 운동 부족도 마찬가지다. 운동이 부족하면 몸이 굳는다. 혈전은 왜 생길까? 눌려 있는 혈관은 찌그러진 관과 같다. 관이 찌그러져 있으면 물이 제대로 흐르지 않는다. 관 여기저기에 때가 끼고 물이 점점 탁해진다. 이물질 덩어리가 생긴다. 혈전(핏덩이)이 생기는 것이다. 뇌졸중으로 쓰러지는 사람은 목뿐만 아니라 다른 부분도 많이 굳어 있다고 보면 된다.

치매

나이 든 사람들이 특히 두려워하는 게 치매다. 치매 역시 뇌졸중과 마찬가지 원인으로 생기는 병이다. 목이 굳어 머리로 가는 신경이 약해지고 피가 안 통하니 뇌가 제 기능을 발휘할 수 없게 되는 것이다. 뇌에 이상이 생기는 것이다. 그 이상 증상의 하나가 치매다.

머리 쪽에 생기는 병은 이처럼 대부분 목의 이상과 관계가 있다. 그러므로 평소 목이 굳지 않도록 해야 한다. 그러기 위해 다음 그림과 같이 머리를 살짝 뒤로 젖히고 좌우로 자주 흔들어준다. 머리를 어깨 쪽으로 눕혔다 세우기를 반복하는 것도 좋다.

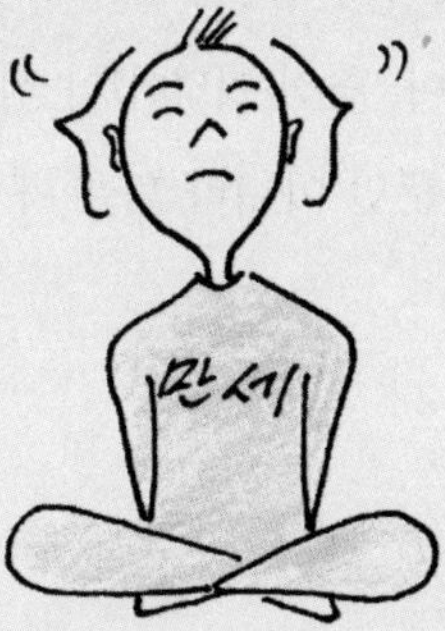

1. 앉아서 또는 서서
2. 허리 세우고
3. 양손 뒤로 돌려 깍지 낀 다음
4. 손등을 뒤집어 팔을 쭉 뻗는다. (어깨가 뒤로 젖혀지며 가슴이 활짝 열린다.)
5. 고개를 뒤로 젖히고 좌우로 살살 흔들다가 점차 세게 흔든다.
6. 한 번에 20~30회 자주 한다.

도리도리운동

주의

1. 머리를 흔들 때 어지러운 사람은 목뼈가 많이 틀어졌거나, 공명(배꼽과 치골 사이에 위치)이 막혀서 그렇다. 어지러우면 쉬어가며 한다.
2. 블로그 〈통증보감〉 운동법 중 누워공명틔우기 참조

5. 설사, 변비 벗어나기

설사와 변비

설사, 변비로 고통을 받는 사람도 많다. 밥만 먹고 나면 화장실로 달려가는 사람도 있다. 변이 나올 듯 나올 듯하면서 안 나오는 고통을 겪어보지 않고 어떻게 알까. 왜 이런 일이 생길까?

설사는 바이러스, 기생충, 음식, 약물, 의학적 상태와 치료에 의해서 언제든지 발생할 수 있습니다.

이것이 〈국가건강정보포털 의학정보〉에서 말하는 설사의 '원인'이다.

여러분도 금방 확인해볼 수 있다.

이래서는 누구도 설사나 변비를 피해 갈 수 없다. 다른 병에 대해서도 그렇지만 현대의학은 병에 대해 많이 아는 듯하지만 사실 뭘 모르고 있다. 현대의학에서 말하는 병의 원인은 원인이라기보다 결과다. 설사를 말하자면, 사람이 설사를 하는 것은 바이러스, 기생충이 원인이 아니라 바이러스나, 기생충이 활개를 치게 만든 다른 원인이 있는 것이다. 평소 안 먹던 음식이나 약물이 일시적으

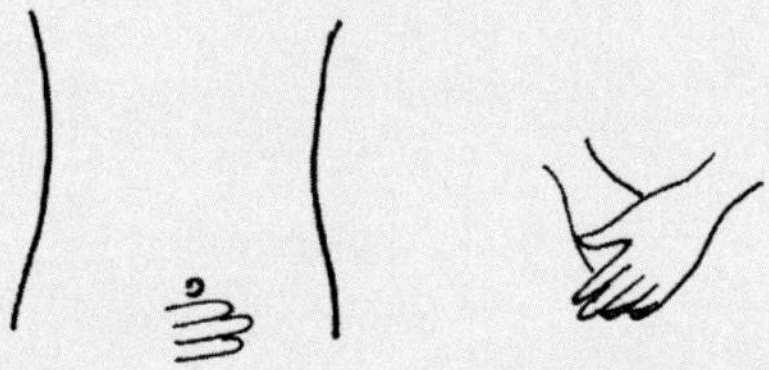

1. 누워서 또는 엎드려서
2. 양손을 포개어 삽처럼 만든 다음
3. 배꼽 아래 4~5cm 지점에 깊숙이 찔러 넣고
4. 위로 천천히 끌어올리기를 반복한다.
5. 오른쪽에서 왼쪽으로 조금 세게 쓸어주기도 한다.

* 많이 굳어 있을수록 더 아프다.

배끌어올리기

로 설사를 하게 하는 수도 있다. 그러나 대부분은 장이 굳어 있어서 나타나는 증상이다. 평소 장이 굳어 있으면 해로운 바이러스, 기생충이 자리 잡기 좋은 환경이 만들어진다. 그리고 장이 굳어서 장운동이 안 되니 장 속에 들어온 물질을 정상적으로 흘려보낼 수 없게 된다. 그냥 흘려보내면 설사고, 흘려보내는 데 시간이 오래 걸리면 변비가 된다.

장이 굳어 있는 사람은 위도 대부분 안 좋다. 등도 굽어 있다. 등이 굽어 있으면 흉추(등뼈)에서 위, 장으로 이어지는 신경이 약해진다. 신경이 약해지면 위나 장이 운동을 제대로 못 한다.

배끌어올리기는 굳어 있는 장을 푸는 운동이다. 끌어올리는 동

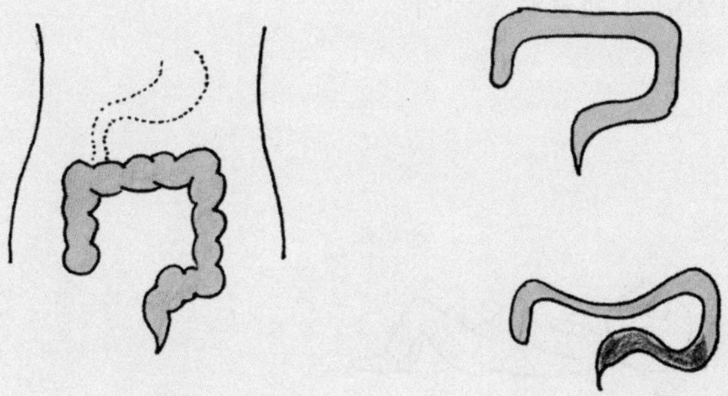

장이 그림처럼 처져 있으면
설사, 변비, 대장암, 직장암 등이 생긴다.
구부리고 살면 장이 처진다.

작이 필요한 것은 굳어 있는 장은 아래로 처져 있기 때문이다. 끌어올리기도 하고 시계 방향으로 풀어주기도 한다. 시계 방향으로 푸는 것은 장 속에 물질이 흘러가는 방향이기 때문이다.

대장암 직장암

대장암이나 직장암도 장이 오랫동안 굳어 있으면 생길 수 있는 병이다. 하수구 청소를 오래 안 하면 어떻게 되는가? 그냥 더러워지는 정도가 아니라 온갖 병해충이 자리를 잡고 살게 된다. 현대의학은 이때 생긴 병해충을 보고 병의 원인이라고 한다. 결과를 원인이라고 하는 것이다. 답답하다.

설사나 변비 역시 다른 병과 마찬가지로 허리 세우고, 열심히 배를 끌어올려서 해결할 일이다.

손으로

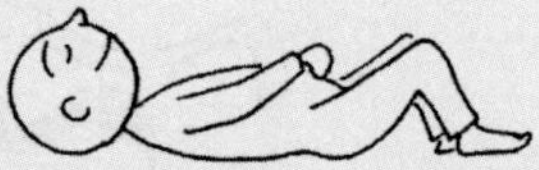

장이 굳어 있으면 소화가 안 되고 설사·변비가 잦다.

1. 누워서 손으로 끌어올리거나
2. 엎드려서 딱딱한 나무봉이나 공으로 장을 끌어올리며 풀어준다.

공으로

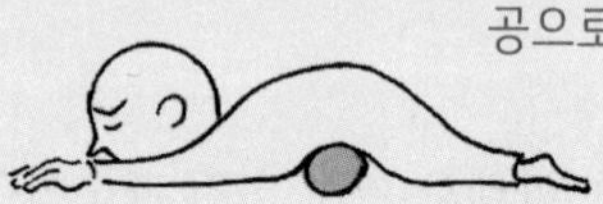

배끌어올리기

장이 많이 굳어 있을수록 많이 아프다.

매일 아침 하면 점차 고통이 가신다.

아침밥 먹기 전에 5분이나 10분 하면 화장실 가는 길이 환해진다.

6. 무릎 통증 벗어나기

무릎이 안 좋아서 일상생활에 어려움을 겪는 사람도 많다. 특히 쪼그리고 앉아서 일하는 시간이 많은 여성이 무릎 통증을 많이 호소한다. 무릎이 아파서 병원에 가면 대개 퇴행성관절염이라는 진단을 받는다. 무릎관절을 이루는 뼈와 인대가 손상되거나 연골이 닳아서 생긴 병이라는 것이다. 그러고는 약물치료와 물리치료를 한다. 그마저 별 효과가 없으면 문제가 되는 부분을 다듬거나 아예 인공관절을 끼운다. 왜 이런 일이 벌어질까?

현대의학에서는 퇴행성관절염의 원인에 대해,

......아직 확실한 원인은 밝혀져 있지 않으나 나이, 성별, 유전적 요소, 비만, 특정 관절 부위 등이 영향을 주거나 관절연골에 손상을 줄 수 있는 외상, 질병 및 기형이 원인이 되는 것으로 세균성 관절염이나 결핵성 관절염 후 관절연골이 파괴된 경우...... (출처-네이버 지식백과)

라고 길게 언급하고 있다.

병에 대한 현대의학의 태도를 보면 늘 드는 생각이 있다. 일부러 저러는 것 아닐까? 일부러 모른 척하면서 엉뚱한 소릴 하는 게 아닐까? 그럼 왜 그렇게 할까? 병이란 것을 대단히 이해하기 힘든 것으로 만들어 환자들을 주눅 들게 하려는 건가? 그래서 얻는 게 뭘까? 더욱 이해하기 힘든 것은 원인도 잘 알지 못하면서 치료는 하겠다고 덤비는 것이다. 알 수 없는 일이다.

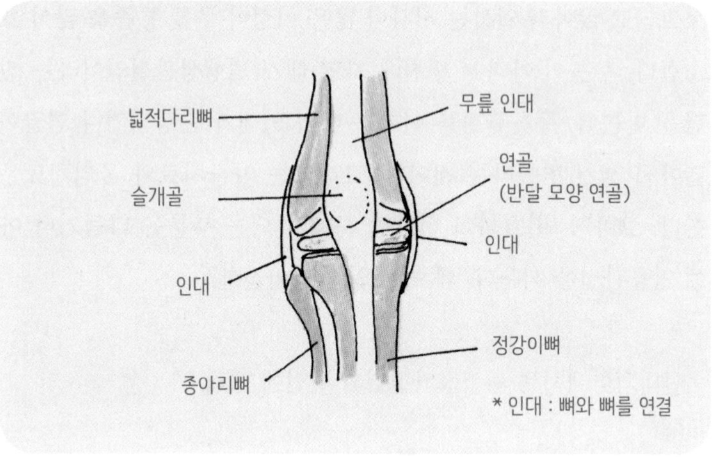

그림1 무릎 구성

〈밥과몸〉(밥과몸에 대한 설명은 3부 참조)은 무릎 통증의 원인을 슬개골이 처지거나 무릎관절이 틀어졌기 때문이라고 본다. 무릎을 이루는 넓적다리뼈와 정강이뼈, 그리고 슬개골이 제 위치를 벗어나서 생긴 것이라고 본다. 넓적다리뼈와 정강이뼈가 어긋나고 슬개골이 처져서 인대가 늘어나거나 뼈가 뼈를 짓누르는 현상이 빚어낸 결과라는 것이다. 한 마디로 연골이 닳아서 아픈 것이 아니라 뼈가 틀어져서 아픈 것이다.(물론 오랫동안 뼈가 틀어져 연골이 찌그러지고 째지는 경우도 있겠지만) 뼈가 틀어지면 뼈를 붙들고 있는 근육이 틀어지고 늘어난다. 늘어난 근육은 굳는다. 근육이 굳으면 신경과 혈관이 눌린다. 그러면 통증을 느낀다. 쪼그려 앉아서 일을 하면 정강이뼈가 바깥으로 밀려나 넓적다리뼈와 어긋나게 된다. 그러면 무릎 주변 근육이나 인대가 늘어나고 뒤틀리면서 굳게 된다.

의학 공부를 안 한 사람이라도 이해할 수 있는 내용 아닌가?

뼈가 틀어져서 생긴 병을 왜 나이, 성별, 유전적 요소까지 들먹일까? 비만이 원인이라고 하는데, 어느 정도 설득력이 있다. 체중이 너무 무거우면 아무래도 관절에 무리가 가서 뼈가 틀어지는 한 원인이 될 수도 있겠다. 그러나 그 역시 비만해서 아프다기보다 뼈가 틀어져서 아픈 것이다. 비만도 정도가 있다. 비만하다고 퇴행성관절염(?)에 걸리는 것은 아니다.

인대 파열?

간혹 인대가 '파열'되었다는 진단을 받기도 하는데, 환자는 '파열'이라는 말에 지레 겁먹고 너무 쉽게 병원에 몸을 맡긴다. '파열'은 대부분 인대에 살짝 금이 간 것을 말한다. 뼈가 틀어지면 뼈를 붙들고 있는 인대가 같이 틀어지면서 인대에 상처가 난 것이다.

간혹 인대가 끊어지는 일도 있으나 과격한 운동이나 크게 외상을 입지 않는 한 그런 경우는 극히 드물다.

허리가 서야

무릎이 아픈 사람은 다음과 같이 해보기 바란다. 계단이나 산길을 내려갈 때 무릎이 아픈 사람은 슬개골이 처져서 그런 것이니 슬개골을 꽉 잡고 끌어올리기를 자주 하면 의외로 쉽게 통증이 가신다. 반대로 계단을 올라갈 때나 산을 오를 때 고통스러운 것은 무릎관절이 틀어진 것이니 틀어진 뼈가 제자리 잡을 때까지 그림2의 오금풀기 운동을 매일 하도록 한다. 무릎에 물이 찬 사람은 냉찜질을 해서 부기를 빼고 시도하도록 한다.

다른 병과 마찬가지로 무릎 통증도 허리를 바로 세우는 노력을 함께 해야 쉽게 낫는다. 허리가 구부러지면 무릎도 뒤틀리기 때문이다.

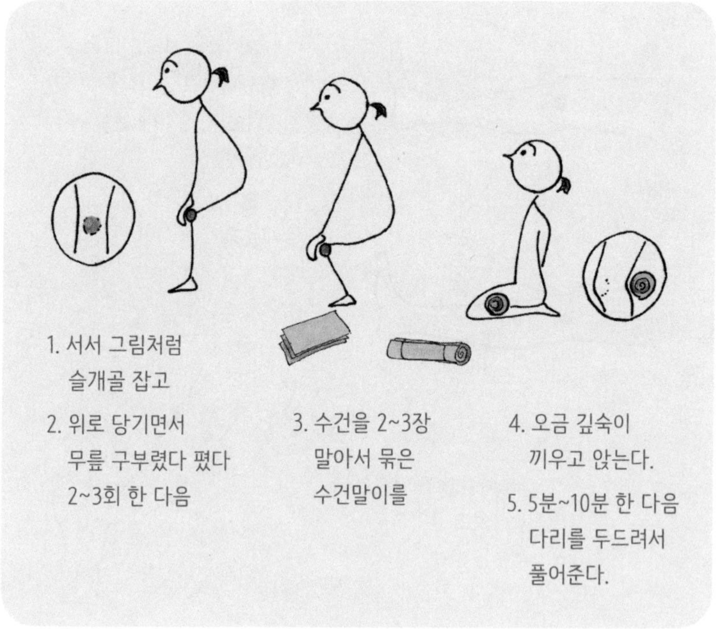

그림2 오금풀기 운동

주의

1. 오금풀기를 할 때도 허리를 세운다. 시간은 5분 정도.
2. 아파서 힘들면 수건을 더 두툼하게 말거나 방석을 접어서 오금에 끼운다.
3. 처음부터 바로 앉기 힘들면 허리를 굽혀 바닥을 짚고 있는다.
4. 시간도 5분이 힘들면 1분부터 시작한다.
5. 교정하다 다리가 부으면 냉찜질을 해서 부기를 가라앉힌 다음 오금풀기부터 다시 한다.
6. 무릎과 주변 굳은 근육을 자주 문지르거나 두드려서 풀어준다.

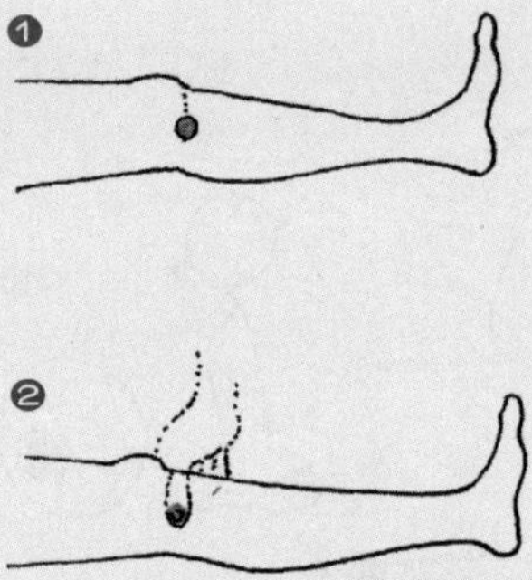

그림❶처럼 슬개골 밑에서
무릎 안쪽으로 일직선을 그으면
튀어나온 뼈 중앙에 분화구처럼
패인 곳이 있다.

그림❷처럼 엄지와 검지로
슬개골 밑을 받치면 엄지가
닿는 부분이다.

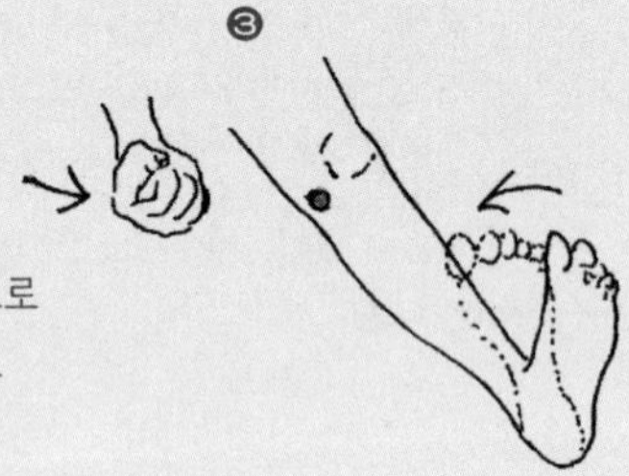

그림❸처럼 발을 안으로
살짝 굽히고 주먹으로
그 부분을 쳐준다.

그림3 무릎교정 1

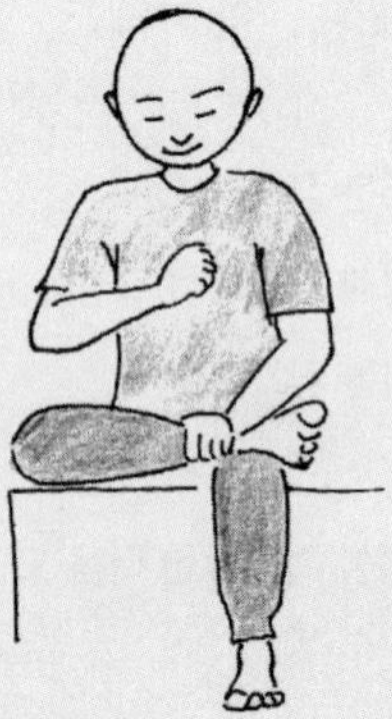

그림처럼 앉아서 한 손으로
아픈 다리의 발목을 잡고
다른 손으로 주먹을 말아 쥐고
손날로 넓적다리뼈와 정강이뼈가
만나는 부분을 친다.
맞은 부분을 찬물로 식힌다.

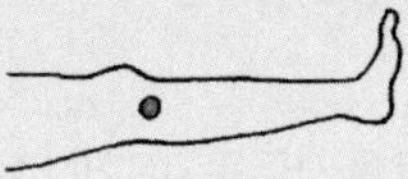

그림4 무릎교정 2

7. 어깨 통증 벗어나기

어깨 : 어깨는 사람의 몸 중에서 몸통에서 팔로 이어지는 부분으로 목의 뿌리 부분과 가슴 및 등의 바깥쪽에서 시작하여 위팔의 몸통 쪽 1/3 부위에 이르는 광범위한 부분이다

이것이 어깨에 대한 정의다. 이에서 보다시피 어깨의 범위는 매우 넓다. 어깨는 팔과 목, 그리고 가슴 및 등과 밀접한 관계를 맺고 있다. 어깨가 안 좋으면 팔이 저리거나 시릴 수 있고, 목이 아플 수도 있다. 가슴, 등이 조이거나 쑤시는 것도 어깨 때문일 수 있다. 우리 몸은 '하나'로 연결되어 있다.

몸에 대한 이해가 부족하다 보니 손가락에 힘이 들어가지 않는다고 병원에 가서 손가락을 내보인다. 목이 아프면 목을 내민다. 등이 조인다고 등을 내보인다. 그러면 의사는 환자가 아프다고 하는 부분을 붙들고 씨름을 한다. 어깨를 이루는 뼈가 틀어져 나타나는 증상인데, 근본 원인은 제쳐놓고 당장 드러나는 부분의 증상만 갖고 전전긍긍한다. 다시 말하지만, 우리 몸은 하나다.

오십견

팔을 들어 올리거나 젖히기 어려워 병원에 가면 병원에서는 "인대가 파열되었다." "회전근개 이상이다." "어깨 근육에 염증이 생겼다." 등등의 진단을 한다. 오십견이라는 병은 50세 이후에 잘 나타나는 증상이라 붙여진 것이다. 아무리 잘 만든 기계라 해도 오십 년 쓰기 어렵다. 십 년 안팎으로 요절난다. 그러므로 50 전후에 여기저기 아픈 것은 어쩌면 당연하다 할 것이다. 50세 이후에 잘 나타나는 증상이 어디 오십견뿐일까. '오십심장' '오십위장' '오십신장' '오십무릎' 뭐든지 '오십'을 갖다 붙여도 크게 무리가 없겠다.

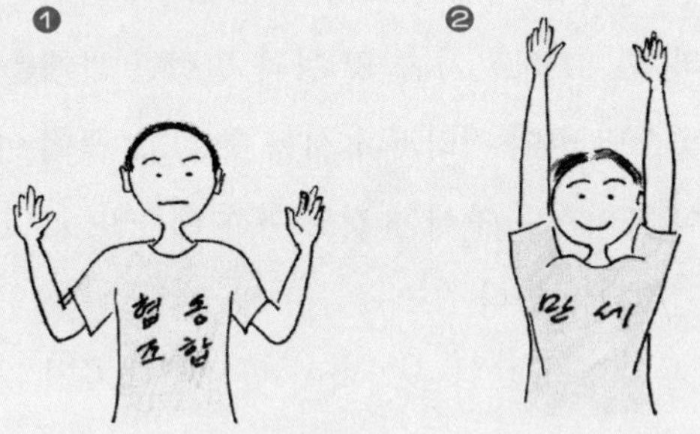

그림❶처럼 자세 잡고 그림❷처럼 양손을 위로 쭉 뻗는다.

누워서, 서서, 앉아서, 어떤 자세에서든 만세를 부른다.

만세운동

오십 년이나 어깨를 썼으니 어깨를 이루는 어떤 뼈가 틀어지거나 빠질 것은 불문가지다. 뼈가 빠지거나 틀어지면 뼈를 붙들고 있는 근육에 이상이 생길 것이고, 그러면 근육 사이로 흐르는 신경과 혈관에도 이상이 올 것이다. 다른 병과 마찬가지로 어깨와 관련 있는 병은 어깨와 그 주변의 뼈와 근육의 문제다. 그러므로 오십견이든 뭐든 통증에서 벗어나려면 뼈를 제자리에 집어넣는 것이 가장 중요하다. 어깨관절을 제자리에 집어넣고, 어깨뼈(견갑골)가 뜨지 않도록 해야 한다.

어깨가 안 좋은 사람은 대체로 목 근육도 굳어 있다. 목은 앞서 살펴본 「4. 뇌졸중, 치매 예방법」의 '도리도리운동'을 참고하면 된다. 어깨가 안 좋은 사람은 그림과 같은 동작을 틈틈이 하여야 한다. 병의 뿌리를 캐내자면, 늘 하는 말이지만 허리를 세우고 가슴을 펴야 한다. 고개는 들고.

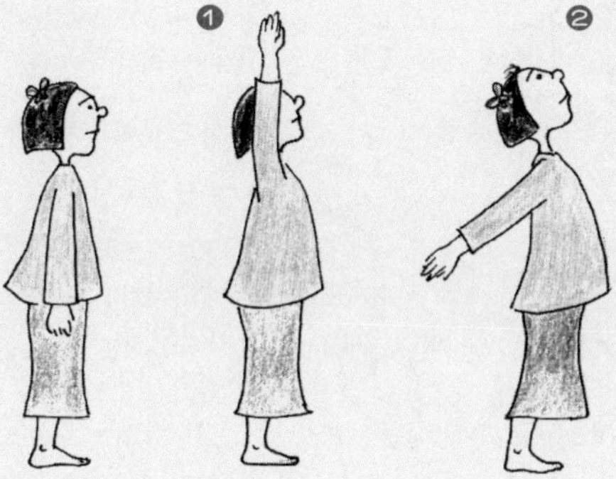

바로 서서 천천히 팔을 들어 올려 그림❶처럼 수직으로 세운 다음 그림❷처럼 팔을 뒤로 돌린다. 이때 하체는 고정시켜 놓고 상체만 뒤로 젖힌다.

서서 팔 돌리기

주의

1. ‘팔 뒤로 돌리기’나 ‘만세’ 동작을 할 때 처음에는 잘 펴지지 않아 고통스럽다. 그러나 참고 여러 번 반복하다 보면 점차 편해진다.
2. ‘팔 뒤로 돌리기’나 ‘만세’ 동작은 일을 하거나 공부를 하다가 한 번씩 해주는 것이 좋다. 굳는 몸은 그때그때 풀어주는 것이 제일 좋다.
3. 어깨를 쳐 넣은 다음에 냉찜질을 해주는 것이 좋다. 냉찜질은 얼음팩을 이용하거나 수건에 찬물을 적셔서 한다. 이 동작은 자주 할 것은 아니다. 1주일에 한두 번 정도 한다.
4. 어깨 쳐 넣고 무리하면 안 된다. 뼈가 제자리를 잡아도 뼈를 붙들고 있는 근육이 부드럽게 풀리려면 시간이 필요하다.

❶

겨드랑이에서
수직으로
6~7cm 지점

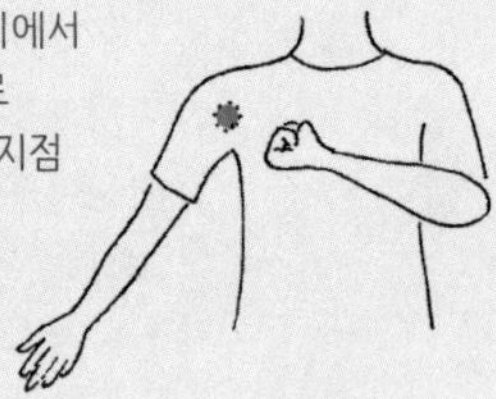

❷

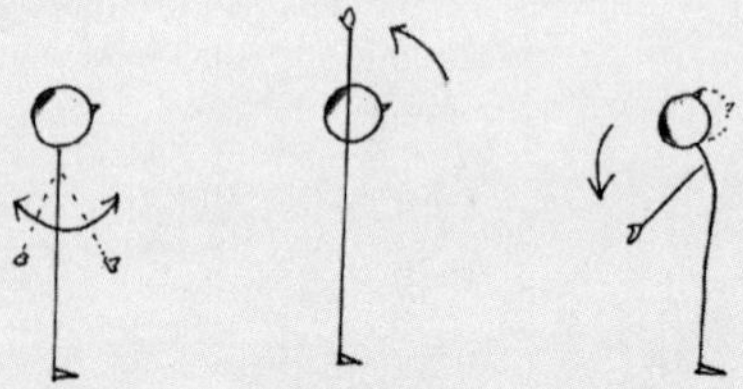

앞뒤로 살살 흔들다가

위로 천천히 뻗어 올린 다음

천천히, 활짝 뒤로 젖힌다.
*하체는 고정

1. 팔과 어깨가 만나는 지점을 주먹으로 세게 때린 다음
2. 팔을 10회쯤 천천히 뒤로 돌린다.

* 타점은 그림❶에서 보다시피 겨드랑이에서 수직으로 6~7cm 올라간 지점으로 누르면 아픈 부위이다. 때릴 때 맞는 팔을 그림처럼 몸에서 떼어놓고, 어깨는 살짝 뒤로 젖힌다. 그림❷ 동작을 자주 한다.

8. 바르게 걷는 법
- 많이 걷기보다 바르게 걷기를

걷기가 몸에 좋은 까닭은

걷기가 몸에 좋다는 것을 모르는 사람은 없다. 그런데 우리는 평소 걷는 것을 싫어한다. 자동차가 생활 속에 들어오면서 '걷기'보다는 '타기'를 선호하게 되었다. 부족한 걷기는 따로 시간을 내어서 '운동'이라는 이름으로 한다. 아침, 저녁으로 집 주변을 걷거나 주말에 멀고 가까운 산을 오른다.

걷기가 몸에 좋은 것은 걸으면 온몸이 반응하기 때문이다. 다리의 뼈와 근육은 물론 내장기관도 같이 움직이고 팔도 어깨도 따라서 움직인다. 눈은 부지런히 시야를 확보하고 귀는 귀대로 활짝 열린다. 심장은 평소보다 바쁘게 피를 돌리고, 폐는 부지런히 공기를 들이키고 내뿜는다. 노폐물은 땀으로 내보낸다.

걸으면 다리가 튼튼해지고, 심장과 폐 기능이 좋아진다. 걸을 때마다 내장이 출렁대고 에너지를 많이 쓰게 되니 소화도 잘 된다. 온몸의 기관이 왕성하게 활동을 한다.

그런데 환자 중에는 매일같이 걷기를 하거나 주말마다 산행을 했던 사람도 있다. 걷기를 열심히 했는데 다리가 아프다고 호소를 한다. 건강하게 살려고 운동을 했는데 도리어 아프니 환자로서는 기가 막힐 일이다.

걷는데 걷는 게 아니다

이런 사람들의 몸을 살펴보면 대개 골반이 많이 틀어져 있다. 양다리 길이도 차이가 난다. 무엇보다도 무릎 위 넓적다리 바깥쪽 근육이 탱탱하게 굳어 있다. 때로는 사타구니 쪽 근육이 잔뜩 긴장해 있다. 엉덩이는 엉덩이대로 굳어 있다. 이렇게 여기저기 굳어 있으면 움직이기 어렵다. 신경이 눌려서 머리와 다리가 신호를 제대로 주고받지 못한다. 걷기가 어려워지는 것이다. 열 걸음 걷다가 주저앉고 스무 걸음 걷다가 주저앉는다. 왜 이런 일이 벌어질까?

답이야 뻔하다. 잘못 걸어서 그런 것이다. 걷기가 몸에 좋다 하니 무조건 많이 걸으면 좋은 줄 아는데 그렇지 않다. 무엇이든지 지나치면 좋지 않다. 걸어서 생기는 병은 걷는 자세가 바르지 않고, 무너진 자세로 너무 많이 걸어서 나타난 증상이다. 몸이 틀어진 사람이 좋지 않은 자세로 오래 걸으면 몸의 균형이 더욱 무너지면서 여기저기 굳게 된다.

어디가 아플 때는 평소 자신의 생활습관을 살펴본다. 갑자기 가슴이 답답하면, 내가 뭘 먹었지? 먹을 때 등을 구부리고 먹지 않았나? 입안에 침이 돌기도 전에 음식을 삼키지 않았나? 생각해보면 원인을 알 수 있다. 걷기가 어려우면 그 속에서 원인을 찾고 해결책을 찾도록 한다. 걸을 때 허리를 세우고 걷는가? 발을 벌린 자세로 걷거나 팔자(八자)로 걷지는 않는가? 오래 걸을 때 내 몸의 자세는 어떻게 되는가? 산을 오를 때 자세를 생각해보자. 등은 구부리고, 허리와 엉덩이는 뒤로 물러난다. 등에 무거운 짐까지 졌다면? 찬찬히 생각해보면 원인이 보이고 답을 찾을 수 있다.

많이 걷는다고 좋은 게 아니다. 고관절이나 무릎관절에 이상이 있으면 힘이 한쪽으로 쏠리면서 몸이 점점 틀어진다. 억지로 많이 걸으면 틀어진 몸이 더욱 틀어져 굳는다. 몸이 틀어져 굳어 있는 사람이라면, 처음에는 걸을수록 굳은 데가 풀려서 느낌이 좋지만, 점차 걷기 힘든 몸이 된다.

그림처럼 바르게 걷는 연습을 한다. 하루 20분이면 된다. 아래 그림처럼 걷기를 할 때 발가락을 바닥에서 떼지 말고 걸어야 하는 이유는 몸이 흔들리지 않도록 하기 위해서다. 사람을 기다리면서 걷고, 차를 기다리면서 걸어본다. 틈틈이 굳은 데를 푼다. 굳은 엉덩이를 풀고, 넓적다리, 무릎, 정강이 부근 굳은 근육을 푼다. 발가락도 아래위로 꺾어주고.

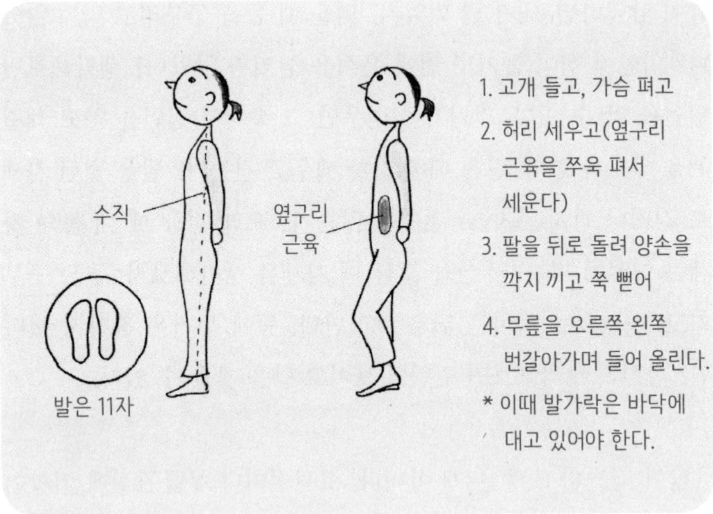

바르게 걷기

주의

1. 배를 앞으로 내밀거나 엉덩이를 뒤로 빼지 않도록 한다.
2. 고개는 뒤로 많이 젖혀도 괜찮다. 입은 다물고.
3. 앞 장에서 소개한 오금 펴기 운동으로 틀어진 무릎을 바로잡고, 방석운동으로 허리를 세운다.
4. 문지르든, 두드리든 굳은 데를 풀 때는 아프다. 참고 하다 보면 점차 통증이 가신다. 다리를 두드릴 때는 다리에 힘을 빼야 한다.

9. 굽은 등을 펴야 없어지는 병

위험한 등살

엎드려 있을 때 등이 유난히 볼록하게 솟아오르는 사람이 있다. 이런 사람의 등살을 살짝 꼬집어보면 아파서 기겁한다. 등살이 찌는 것은 허리가 굽어 있기 때문이다. 허리가 바로 서 있지 않으면 몸이 앞으로 무너진다. 무너지는 몸을 붙들기 위해 등살이 찐다. 등살이 찐 사람은 가슴등뼈(흉추)도 정상보다 굽어 있고 목도 앞으로 많이 굽어 있다. 등살은 찌고 목은 앞으로 굽어 있고. 이런 사람은 어깨도 들려 있다. 그러니 목은 기어들어 간 모양새가 된다. 움츠린 자세를 생각하면 된다.

고혈압 심장병 아토피

몸이 이런 모양이 되면 여러 가지 증상이 나타난다. 고혈압, 심장병은 물론 불면증이나 우울증, 고소공포증 같은 증세를 보인다. 왜 이런 증상이 나타나는가. 움츠린 자세는 등살을 찌우고 등 근육을 굳게 한다. 등 근육이 굳으면 척추 마디마디에서 갈라져 나와 몸의 각 기관으로 이어지는 신경이 눌린다. 심장으로 가는 신경이 눌리고, 폐, 위로 가는 신경이 눌린다. 그 밖에도 신경이 가닿는 모든 신경이 눌린다. 그러면 그 신경과 연결된 기관이 신호를 제대로 주고받지 못해서 해당 기관의 기능이 떨어진다. 이때 나타나는 증상을 병증이라 한다. 앞에서 말한 병 외에도 위나 간에 이상이 생기는 것은 물론 심지어 팔, 다리에까지 이상이 올 수 있다. 면역기능도 떨어진다. 각종 피부병(아토피, 두드러기, 여드름 포함)도 이와 관련 있다.

흉추는 생명활동의 근간

가슴등뼈(흉추)는 두뇌와 함께 생명 활동의 뿌리와 줄기다. 굽은 등을 펴야 한다. 등이 굽은 사람은 허리도 무너져 있다. 허리가 무너진 사람은 골반이 무너져 있다. 이처럼 우리 몸은 하나다. 풍선에 구멍을 내면 풍선이 터진다. 풍선 자체가 형태를 잃어버린다. 몸 어느 부분의 이상은 그 부분만의 문제가 아니라는 것이다. 어느 부분에 나타나는 이상은 전체 이상의 징조다. 그러므로 몸을 다스림에 있어 어느 한 부분만 다스려서 될 일은 아니지만, 일단 문제가 되는 부분에 더 많은 힘을 쏟아야겠다. 둑으로 말하면 터지려고 하거나 터진 부분을 먼저 메꾸듯이. 허리, 골반을 바로 세우려는 노력과 함께 그림에 소개하는 운동을 많이 하도록 한다.

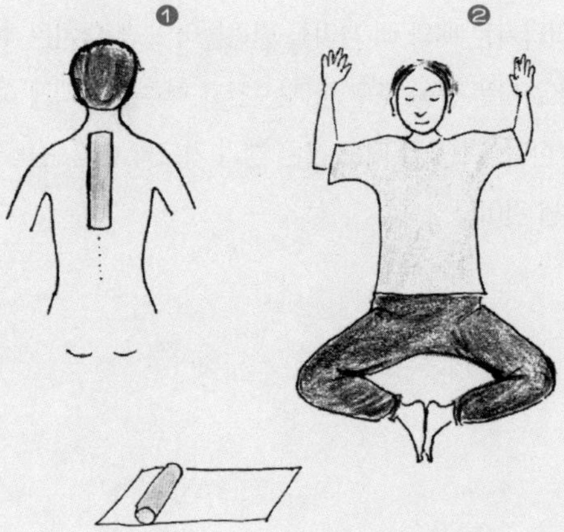

1. 길이 30cm 미만(29cm), 지름 6~7cm 정도 되는 나무봉에 수건을 1장 감아서
2. 그림❶처럼 등(흉추)에 대고
3. 그림❷처럼 누워 있는다.

* 봉 끝이 요추에 닿지 않도록 주의. 시간은 10~20분

등봉운동

<u>주의</u>

1. 봉의 길이나 굵기는 그림에서 말한 대로 해야 한다. 요추(허리등뼈) 쪽이 아프면 봉을 목 쪽으로 더 끌어올린다.
2. 누운 상태에서 숨을 배꼽 밑까지 들이쉬어 아랫배가 볼록하도록 한 다음, 다시 천천히 내쉰다. 이른바 복식호흡을 해서 심신을 편안하게 한다.
3. 일어날 때는 앞서 소개한 방석운동을 할 때처럼 몸을 뒤집어서 고양이 자세로 일어난다.
4. 등이 많이 굳어 있을수록 통증이 심하다. 너무 아프면 봉 위에 방석을 한 장 깔거나 아니면 수건을 여러 장 깔고 눕도록 한다.
5. 다른 운동과 마찬가지로 여러 번 계속하다 보면 통증이 점차 가시면서 편안해진다.

* 봉은 흉추의 중심선을 따라서 대도록 한다. 봉을 흉추에 가로로 대고 사용하지 않도록 한다. 그러다가는 뼈와 뼈 사이를 벌려놓아 크게 다치는 수가 있다. 척추를 바로잡아 준다는 운동 도구 중에는 간혹 척추를 다치게 하는 것도 있으니 주의해야 한다. 여행 갈 때도 봉은 챙겨 가도록 한다. 참 좋은 운동이라는 것을 알게 될 것이다.

10. 귀에서 소리가 들리는 - 이명

앞에 「4. 뇌졸중 치매 예방법」에서도 말했지만, 목뼈가 틀어져 목 근육이 굳으면 뇌졸중, 치매 같은 증상이 생긴다. 그 외에도 목이 굳으면 여러 가지 증상이 나타나는데 그중 하나가 이명이다. 이명(耳鳴)은 말 그대로 귀에서 소리가 나는 것을 말한다. 바깥에서 소리가 나지 않는데, 귀에서 소리가 들린다. 뭐가 윙 하고 굴러가는 소리 같기도 하고, 떠는 소리 같기도 한 소음이 들린다. 왜 이런 증상이 나타날까?

다음은 이와 관련해 우리나라에서 손꼽는 병원에서 제공하는 내용이다. 누구라도 당장 인터넷으로 검색을 해볼 수 있다. 좀 길지만, 원문 그대로 옮긴다.

(이명의) 원인

엄밀히 말하면 이명 그 자체는 병이 아니며, 귀와 관련된 많은 질환에 동반되는 하나의 증상이라고 할 수 있습니다. 이명은 청각 기관 자체에서 생기는 것(청각성)과 근육, 혈관 같은 청각 기관의 주위 구조물에서 생겨 청각 기관을 통해 느껴지는 것(비청각성)으로 나눌 수 있습니다. 청각 기관의 손상으로 인한 청각성 이명이 대부분을 차지하며(85%), 완전히 밝혀지지는 않았지만 청각 기관의 손상으로 인해 비정상적인 신호가 발생하고 이것이 중추신경계에서 이명으로 감지되는 것으로 추정하고 있습니다. 청각 기관의 손상을 일으킨 근본적인 원인으로는 나이에 따른 변화(노인성 난청), 강한 소음에 따른 손상(소음성 난청), 기타 원인 미상의 감각신경성 난청, 메니에르병, 만성 중이염, 약물로 인한 청각 손상, 뇌신경 종양 등을 들 수 있습니다. 비청각성 이명의 원인으로는 고혈압, 동맥경화, 심장질환, 혈관의 기형, 혈관성 종양, 빈혈, 갑상선 질환, 당뇨, 근육의 경련, 외이도의 막힘, 턱관절이나 목뼈의 이상 등이 있습니다.

치료

원인 질환에 따라 치료가 달라지는데 먼저 이비인후과를 방문하여 진찰과 검사를 받고 원인을 찾습니다. 귓속의 염증이나 돌발성 난청, 메니에르병과 같은 원인 질환이 있는 경우에는 해당 질병에 맞는 약물을 처방받게 됩니다. 뇌혈관의 이상이나 전정신경초종과 같은 종양은 별도의 검사와 치료가 필요합니다. 이명은 대부분 청각 기관의 손상 때문에 발생합니다. 청력 손실의 정도에 따라 다르기는 하지만 본인은 청력의 저하를 모르고 지나치는 경우가 많습니다. 따라서 청력이 저하되었다고 하더라도 보통은 청력이 더 손상되는 것도 아니며 더욱이 생명에 지장이 있는 것도 아니므로 이비인후과 의사와의 적절한 상담을 통해 심리적인 불안감을 덜어내는 것이 중요합니다. 이명 치료에 있어서 가장 큰 효과가 있다고 인정받고 있는 것은 '이명 재훈련 치료'라는 치료 기법입니다. 이 기법은 환자의 이명 정도와 청력 상태에 맞추어 일정 기간 꾸준한 상담을 하면서 필요시 소리발생기나 보청기와 같은 보조적인 도구를 사용하여 이명을 습관화시키고 점차 인식하지 못하게 하는 것입니다. 또한, 이 기법은 환자에게 적절한 약제를 선택하여 증상에 따라 장기간 또는 단기간 약물치료를 병행하기도 합니다. (출처-서울아산병원 홈페이지)

원인을 보나 치료 방법을 보나 고치기 대단히 힘든 병인 것만은 분명해 보인다. 그럼 이번에는 사람들에게 잘 알려지지 않은 (대중화된 지 약 20년 되었음) 몸살림운동(우리 민족 전래의 인술법仁術法)에서는 이에 대해 뭐라고 하고 있는가? 사단법인 몸살림운동본부 홈페이지에서 따 옮긴다.

(이명의) 원인

그러나 원인은 몸에 있는 것이니 걱정할 필요가 없습니다. 이 현상은 목뼈의 이상으로 왼쪽 목의 근육이 굳어서 귀로 연결되는 신경이 막혀서 나타나는 것에 지나지 않습니다.

해법

삐거나 접질린 목뼈를 바로잡아 주고 굳어 있는 왼쪽 목 근육을 풀어주면 이 현상은 신경이 풀리면서 서서히 없어집니다. 그러나 이명현상이 장기간 지속되는 사람은 목뼈만 틀어져 있는 것이 아니라 고관절도 틀어져 있습니다. 이것이 목뼈까지 틀어지게 한 원인이므로 고관절을 함께 바로잡아야 근본적인 해결책이 될 수 있습니다. 고관절, 엉치, 흉추 7번, 그 위의 흉추, 경추, 왼쪽 목 근육의 순으로 바로잡아야 합니다.

어떤가? 어느 쪽을 믿고 안 믿고는 각자 알아서 할 일이다. 이명은 현대의학은 물론 동양 전래의 의학으로도 고치기 어려운 병이다. 한의학에서는 이명을 뭐라고 하는지 한번 알아보기 바란다.

필자는 몸살림운동을 믿는 사람이다. 몸살림에서 말하는 위와 같은 해법으로 많은 이명 환자들이 이명의 고통에서 벗어나는 것을 보았다. 이명은 몸살림운동으로 가장 쉽게 고칠 수 있는 병의 하나다. 틀어져 굳은 목을 풀면 되니까.

원인에 대해 좀 더 상세히 말하자면 다음과 같다. 목뼈가 틀어지면 목뼈를 붙들고 있는 근육이 굳는다. 그러면 목뼈에서 갈라져 나와 귀로 가는 신경이 눌린다. 귀로 흘러들어 가는 혈관도 눌린다. 그 결과 귀와 연결된 신경이 약해지고 귀속에 영양이 부족해져 귀에 이상이 오는데, 이명은 그런 이상 현상 중 하나다.

하나 더 첨가하자면, 목뼈가 틀어져 굳으면 귀와 귓속의 근육도 같이 굳는다. 귓속이나 귀 주변의 근육이 굳으면 근육 가닥 하나 하나가 현악기 줄처럼 탱탱해져서 소리를 내기도 한다.

이명이 있는 사람은 그림과 같이 해보기 바란다. 목은 물론 귓속과 귀 주변 근육을 풀어주는 운동이다. 그래도 잘 낫지 않는 사람은 고관절 제자리에 넣는 운동과 허리 세우는 운동(방석운동, 걷기운동 등)을 더해주면 된다. 도리도리운동은 기본이다.(3. 허리 통증 벗어나기 8. 바르게 걷는 법 참조)

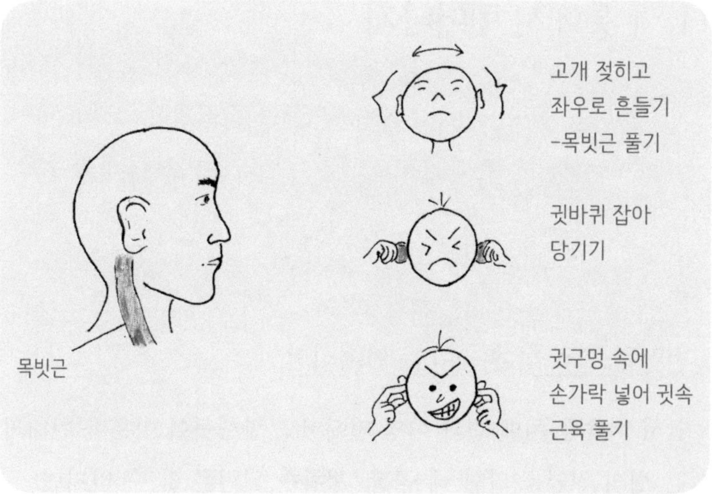

이명 벗어나기

주의

1. 이명이 있는 사람은 귀 주변 근육은 물론 귓속도 굳어 있으므로 그림과 같이 귓속에도 손가락을 넣어서 문질러준다. 그리고 빗장뼈(쇄골)에서 머리로 이어지는 목빗근도 풀어준다. 병원이나 민간요법에서 귓속을 따뜻하게 하는 방법을 쓰는 것은 굳어 있는 것을 푸는 효과가 있기 때문이다. 어디든지 굳으면 병난다.
2. 이명도 다른 병과 마찬가지로 전체 몸의 균형이 깨져서 나타나는 병이다. 그러므로 위 운동과 함께 몸의 균형을 잡는 운동을 해야 한다. 방석운동이나 등봉운동, 기타 몸을 바로 세우는 운동을 겸하는 것이 좋다. 몸이 바로 서야 병이 빨리 낫고, 다시 병들지 않는다. 이명을 고치려면 「4. 뇌졸중 치매 예방법」에서 소개한 도리도리운동은 기본이다.

11. 두통에서 벗어나기

원인과 결과를 혼동하는 현대의학

앞서 뇌졸중 치매 편과 이명 편에서도 말했듯이 이른바 현대의학은 병의 원인을 말할 때 곧잘 "정확한 원인은 알 수 없지만…." 이라는 단서를 단다. 겸손하다면 참 겸손하다고 할 수 있다. 그러면 불쑥 이런 생각이 든다. "원인도 모르면서 치료를 한단 말인가?"

대부분의 병에 대해 현대의학은 이렇게 말한다. 아직 원인은 확실하지 않지만, 유전적 요인이거나 환경적 요인, 그리고 잘못된 생활습관과 스트레스가 원인일 수 있다. 그리고 흡연도 원인일 수 있다고 한다.

그야말로 점치는 사람이 물조심 하라고 말하는 것과 같다. 물조심 안 해도 되는 사람 어디 있다고. 이런 식으로 말하면 환자는 오리무중에 빠진다. 도대체 "우짜라꼬".

뒤에 자세히 말할 기회가 있겠지만 현대의학은 원인도 잘 모를 뿐만 아니라 원인과 결과를 혼동하고 병을 진단할 때가 많다. 어떤 원인에 의해 나타난 결과를 보고 원인이라 한다. 가령 몸 어디에 세균이 많으면 그 세균이 병의 원인이라 본다. 병균이 많아진 진짜 원인은 모르고 늘어난 병균만 없애려고 한다. 물론 세균이 원인일 때도 있다. 그러나 많은 경우 세균이 필요 이상 늘어나는 것은 몸이 세균이 자리 잡고 살기 좋은 상태가 되었기 때문이다. 그 어떤 '상태' 가 바로 원인이다.

대중이 알아볼 수 있는 정보를

오늘 이야기하고자 하는 두통에 대해서도 마찬가지다. 사람들이 흔히 겪는 두통에 대해 현대의학은 뭐라고 하고 있는가? 다음 내용은 누구라도 당장 확인할 수 있다. 인터넷으로 두통을 검색하면 아래 내용을 볼 수 있다.

(두통의) 종류

1. 긴장성 두통
2. 편두통
3. 군발성 두통

'국가건강정보포털'에서 제공하는 정보인데 내용은 굳이 옮기지 않겠다. 여러분 누구나 당장 확인 가능하니까.

먼저 종류 3에 군발성이란 말이 눈에 거슬린다. 이 말을 이해하기 위해 그 부분을 여러 번 읽어야 했다. 말 그대로 무리하게 풀이를 해보면 '무리를 지어 일어난다'는 말인데, 의학계에서 쓰는 말인가 보다. 우리 말로는 송이두통, 떼두통이라고 부르는데 한꺼번에 여기저기 쑤시고 아픈 것을 말한다. 대중을 상대로 할 때는 말과 글을 알기 쉽게 할 일이다.

아무튼 두통의 종류별로 원인을 늘어놓고 있는데, 역시 정확한 원인은 모른다는 것이다.

그렇지만 병원에서는 두통 환자가 찾아오면 혈압 검사, 혈액 검사, 두개골 X선 촬영, CT나 MRI 검사를 되풀이한다. 뚜렷한 해결책이 아닌 처방도 계속한다.

비난(?) 그만하고 이제 필자가 알고 있는 원인과 해법을 말씀드리겠다.

두통의 원인

목이 틀어져서다. 목이 틀어지니 목 근육이 틀어지고 목 근육이 틀어지니 얼굴, 두피 근육도 따라서 틀어져 굳은 결과다. 때로는 턱관절이 틀어져 아플 때도 있다. 이처럼 편두통이든 만성두통이든 대부분 두통은 목의 이상이 원인이고 때로는 턱관절이 빠져서 나타나는 증상이다.

해법

두통은 목이 틀어졌을 때 나타나는 증상이다. 목이 틀어지면 목과 연결된 두피와 목 아랫부분 근육도 따라서 굳는다. 근육이 굳으면 두뇌로 가는 신경도 약해진다. 따라서 두통을 없애려면 목뼈를 바로잡고 목과 목 주변 근육을 풀어준다. 편두통은 목뼈의 틀어진 정도가 심해서 목뼈 일부가 주저앉아 있을 때(접질렸을 때) 나타나는 증상이다. 이 역시 앞에 소개한 도리도리운동을 하고 머리 여기저기를 두드려서 굳은 두피를 풀어주도록 한다. 물론 목과 연결된 어깨도 풀어주어야 한다. 흉추도 바로잡고. 다시 말하지만 굳으면 아프다. 그러니 풀어주면 된다. 그림과 같이 해보기 바란다.

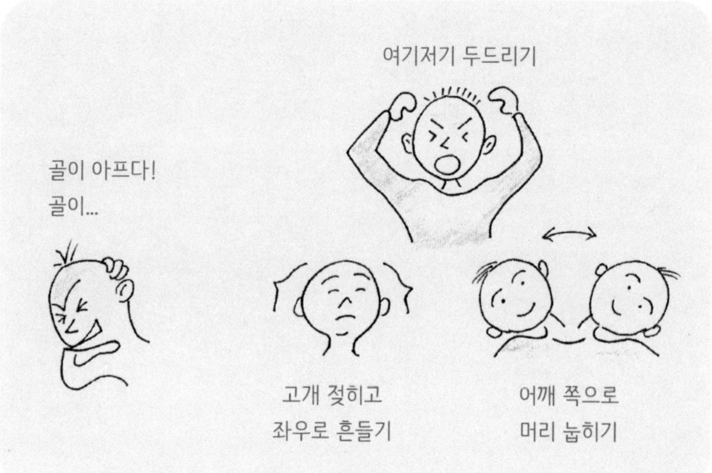

두통에서 벗어나기

주의

1. 많이 굳어 있을수록 많이 아프다. 그래도 두드리기를 며칠 하다 보면 통증이 가신다.
2. 손톱으로 때리지 않도록 한다.

* 이 운동의 단점이라면 단점이 병을 고치려면 아프다는 것이다. 안 아프려고 하는 운동이 아프니 문제다. 그러나 어쩌겠는가, 세상에 공짜가 없으니.

12. 비염, 안구 건조증 벗어나기

목

넓은 의미의 목은 머리와 가슴을 잇는 좁은 신체 부위이다. 이 부위에는 중요한 기관들이 밀집되어 있으며, 목뼈와 여러 근육, 결합조직이 여러 중요 기관을 둘러싸고 있다. 목에 있는 중요 기관은 후두, 기도, 식도, 갑상샘, 많은 혈관, 신경, 림프조직 등이다.

목을 검색하면 나오는 내용이다. 목은 음식물이 몸으로 들어가는 통로고 숨이 들고 나는 통로다. 이 통로가 막히면 그야말로 골로 간다. 짐승들이 싸울 때도 상대의 목을 노리고, 사람들도 목숨 걸고 싸운다.

목을 잘 관리해야 한다. 갑상샘암 같은 목 이상은 물론 머리와 관련한 병도 목과 관련 있다. 앞서 살펴본 대로 뇌졸중 치매나 두통도 목이 틀어지고 굳어서 생긴다. 눈, 코, 귀, 입과 관련한 병도 목과 관계가 있다. 몸살림에서는 목의 오른쪽이 틀어져 굳으면 치매와 같은 뇌 이상이 온다고 본다. 그리고 목의 왼쪽이 틀어지면 눈, 코, 귀, 입에 이상이 생긴다고 본다.

이번에는 목 외에 눈, 코, 귀, 입에 이상을 초래하는 중요한 곳에 대해 알아본다. 그림에서 보다시피 귀 끝에서 손가락 두 개를 나란히 놓은 폭만큼 위로 올라간 부분을 귀 위 독맥이라 부른다. 여기서 독맥이란 신경과 근육을 다스리는 곳을 말한다. 이 독맥이 있는 부분을 손으로 만져 보면 약간 볼록하게 솟아 있다. 이 부분을 손가락 끝으로 두드렸을 때 아픈 사람은 눈, 코, 귀, 입으로 가는 신경이 눌려 있다고 보면 된다. 두드려서 아픈 것은 그곳이 굳어 있기 때문이다. 독맥이 굳어서 눈으로 가는 신경이 눌려 있으면 눈에 이상이 오고, 코로 가는 신경이 눌려 있으면 코에 이상이 온다. 귀나 입에 생기는 병도 마찬가지다. 독맥이 굳으면 시력 약화, 안구건조증, 녹내장, 백내장, 비염, 후각 마비, 미각 마비, 중이염, 이명, 베체트병 등 가지가지 병이 생긴다.

굳어 있는 독맥을 풀려면 그림처럼 손가락으로 자주 두드린다. 많이 굳어 있을수록 많이 아프다. 어떤 사람은 손도 못 댈 정도로 아프다. 두드릴 필요가 더 많은 사람이다. 앞서 소개한 도리도리 운동과 함께한다.

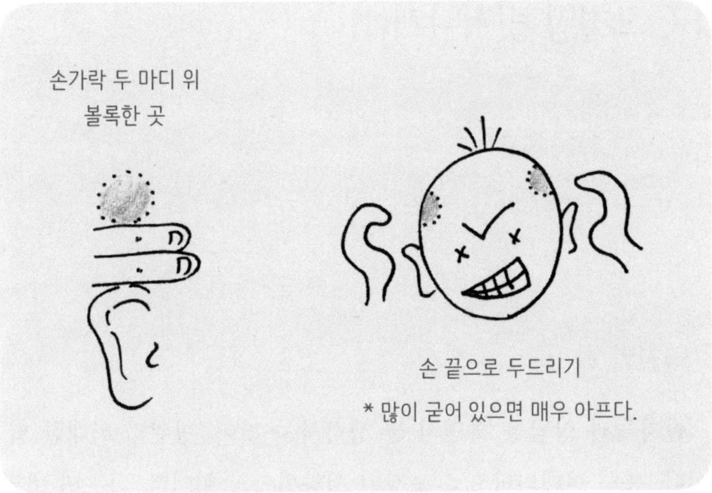

귀 위 독맥 두드리기

<u>주의</u>

1. 많이 굳어 있는 사람은 독맥을 세게 두드리면 혼절할 지경이 된다. 너무 아파서 화가 난다. 그래도 두드리다 보면 점점 아픔이 가신다.
2. 굳은 데가 풀리면서 눈이 시원해진다. 막힌 코가 뚫린다. 새 세상이 열린다.
3. 때린 데가 붓는 경우도 있다. 그때는 그곳을 냉찜질해서 가라앉힌 다음 다시 시도한다.

13. 고혈압 벗어나기(1)

병원의 힘

환자들과 상담을 하면서 늘 생각하는 것이 '병원의 위대한 힘'이다. 특히 현대의학으로 포장된 서양의학의 힘이다. 아프면 병원 가는 것은 너무나 당연하고 태어나고 죽는 것조차 병원에서 한다. 현대인에게 병원은 고향이고 탄생과 죽음을 주관하는 신이다.

환자에게, 지금 앓고 있는 병의 근본 원인은 몸이 균형을 잃어서다. 몸 여기저기가 틀어지고 굳어서 생긴 것이다. 오장육부에 생긴 병도 마찬가지다. 그러므로 몸의 균형을 바로잡는 운동을 하고 잘못된 습관을 고쳐야 한다고 말하면, 겉으로는 "예, 그렇군요." 하지만 내심은 "그런가?"다.

고혈압도 마찬가지다. 고혈압은 흉추가 틀어져 심장으로 가는 신경이 눌리고, 어깨가 앞으로 구부러져 심장을 압박해서 생긴 결과다. 고로 허리를 세우고 가슴을 펴라. 앞으로 굽은 목도 자주 뒤로 젖히고 좌우로 흔들어야 한다, 라고 이야기하면, "예, 그렇군요." 하면서도 여전히 등은 구부리고 있고, 혈압약은 꼭꼭 챙겨 먹는다.

어찌하리오. 운명이다.

약은 독이다

약에 대해 따로 이야기할 기회가 있겠지만, 약은 독이다. 약을 먹으면 필요한 곳에만 가서 작용하지 않는다. 약이 필요 없는 곳에도 가서 몸을 흔들어 놓는다. 고혈압약도 마찬가지다. 혈압에는 잘 들을지 모르나 간이나 신장에 심각한 손상을 가져오기도 하고 뇌졸중, 우울증 같은 부작용이 생기기도 한다.

예수보다 세고 부처보다 강력한 병원, 의사는 고혈압에 대해 뭐라고 이야기하나. 참고로 위키백과에서 옮긴 것이다. 필자는 여러분 누구나 확인 가능한 자료를 인용한다.

고혈압(高血壓, 영어: hypertension, high blood pressure)은 혈압이 정상 범위보다 높은 만성 질환을 말한다. (중략) 혈압이 지속적으로 140/90mmHg 이상일 때 고혈압이 있다고 말한다. 고혈압은 본태성 고혈압과 이차성 고혈압으로 구분된다. 약 90~95%의 경우 명확한 근본적인 의학적 원인이 없는 '본태성 고혈압'으로 분류된다.

원인[편집]

고혈압의 원인은 분명하지 않지만, 원발성 고혈압과 호르몬 이상 등에 따라 생기는 2차성 고혈압으로 분류되어 있다. 천성 고혈압증의 원인은 부모로부터 이어진 유전적 요소로 인해 성장하면서 나이가 들면서 스트레스, 식사 등의 여러 환경 요인에 따라 고혈압이 일어난다고 여겨진다. 유전적인 경우, 부모의 한쪽, 또는 모두 고혈압인 경우 고혈압이 일어나기 쉽다. 환경적으로는 염분을 너무 많이 섭취할 때 일어날 가능성이 있다. (출처-위키백과)

이것이 사람들이 신처럼 믿고 따르는 고혈압에 대한 병원의 생각이다. 다른 병과 마찬가지로 고혈압도 원인을 분명히 모른다. 아마 유전이거나 스트레스 등 여러 요인이 있는 것 같다 하고, 염분도 고혈압의 원인일 수 있다고 한다. 그리고 다른 병과 같이 원인은 확실히 모르지만, 치료(?)를 한다. 주로 약물치료지만.

대증요법

이처럼 현대의학은 원인 모르는 병(결과)을 치료한다. 병원의 치료라는 것은 병의 원인을 찾아 제거하는 것이 아니다. 나타난 증상을 없애는 것이다. 혈압이 왜 높아지는지 원인은 잘 모르나 나타난 증상 즉 높아진 혈압은 약을 써서 일단 떨어뜨린다는 것이다. 이런 것을 '대증요법'이라 부른다. 어디가 너무 아파서 고통스럽다 하면 원인이 어디에 있든지 진통제를 먹이거나 주사해서 통증을 잊게 해주는 것 역시 대증요법이다. 병이 사라지는 것이 아니다. 아픈 것을 못 느끼게 해준다. 이런 대증요법은 병의 근본 원인을 찾아서 제거하는 것이 아니므로 혈압약은 평생 먹어야 하고,

진통제는 약 기운이 떨어지면 다시 아프다.

혈압이 고르지 못한 사람은 다음과 같이 해보기 바란다. 이 운동은 짧은 시간에 온몸을 바로잡는 데 아주 좋은 운동이다. 앞에서 본 「9. 굽은 등 펴야 없어지는 병」 편의 등봉운동과 함께 등을 펴는 데 많은 도움이 된다. 할 수 있으면 잠깐씩이라도 자주 하도록 한다.

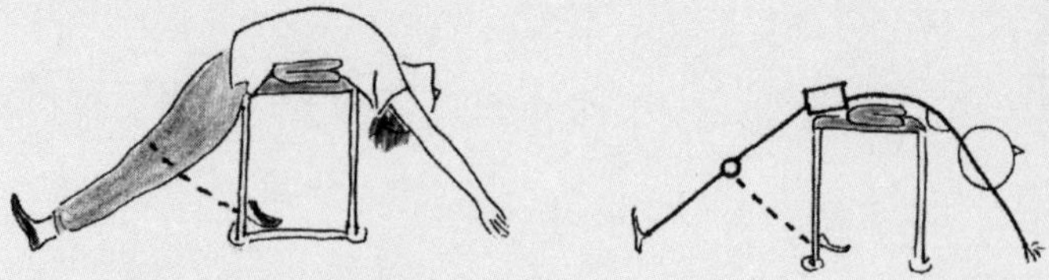

1. 높이 40~45cm, 상판 가로·세로 40cm 정도의 의자 위에 방석을 반으로 접어서 상판 위에 놓고
2. 몸을 그림처럼 의자 위에 걸친다.
3. 양 날개 죽지 밑이 상판 모서리에 걸치도록 한다.
4. 시간은 5분 정도로 하되 짧아도 괜찮다.
5. 누워서 (복식)호흡에 집중한다. 숨 깊이 들이쉬고 내쉬고를 반복한다.

의자운동2: 굽은 등 펴기

주의

1. 의자에 누울 때는 넘어지지 않도록 의자의 모서리를 잡거나 다리를 잡고 조

심해서 움직인다.

2. 일어날 때 힘들면 의자를 잡고 다리 쪽으로 미끄러지듯이 내려온다.

3. 굽어 있는 몸을 짧은 시간 안에 푸는 데는 이만한 운동이 없다. 일하다가 잠깐이라도 이렇게 누우면 굽어 있던 몸이 순식간에 펴진다. 온종일 몸을 앞으로 구부리고 사는 현대인들에게 꼭 필요한 운동이다. 어디서든지 맞춤한 것이 있으면 드러눕는 것이 좋다. 몸이 개운해지는 것을 느낄 것이다.

14. 심장병 벗어나기

어떻게 죽을까

나이를 먹다 보니, 여럿이 모여 이야기를 나누다 보면 '죽음'에 대한 이야기가 자연스럽게 나온다. '어떻게 죽는 게 좋을까?'

누구처럼 서서 죽을까, 앉아서 죽을까에 대한 고민이 아니다. 어떻게 하면 덜 고통스럽게 죽을까 하는 것이다. 주위에서 시름시름 앓다가 서서히 죽어가는 사람들을 종종 보다 보니 하게 되는 고민이다. 누구나 건강하게 살다가 죽기를 바라지만 뜻대로 되는 일이 아니다. 병원이나 요양원에서 죽음을 맞이하는 것은 누구에게나 닥칠 미래가 되었다. 병원이든 요양원이든 아무런 희망 없이 생명을 연장하다가 죽음을 맞는 것도 고통일 것이다. 다가오는 죽음을 시시각각 느끼며 산다는 것은 참 쓸쓸하고 고통스러운 여정일 것이다.

그래서 '갑작스러운 죽음'도 괜찮다는 소리가 나온다. '심장마비'가 그런 경우다. 그마저 잠깐의 고통은 피할 수 없겠지만. 참 씁쓸한 이야기다. 그렇다고 참말로 심장마비가 오기를 기다릴 수는 없으니 오늘은 심장마비 같은 병을 예방하는 운동을 말씀드린다.

심장이 안 좋으면 나타나는 증상

심장은 우리 몸에 필요한 피를 흘려보내는 중요한 장기다. 이 장기에 이상이 생기면 다음과 같은 증상이 나타난다고 한다.

1. 가벼운 운동에도 숨이 차올라 숨이 멎을 것 같다.
2. 가끔, 또는 자주 가슴이 조이거나 쓰린 느낌이 있다.
3. 손이 떨리거나 심장이 두근거린다.

이 밖에도 소화가 잘 안 되거나 잠을 잘 자지 못하는 것, 땀을 많이 흘리는 것도 심장 이상 징후일 수 있다고 한다.

병원에서는 심장병도 여러 가지로 구분하고 있다. 동맥경화성 심장병, 지방성 심장병, 고혈압성 심장병, 신장성 심장병, 판막성 심장병 등등.

병명도 많다. 병명만 봐도 심장이 답답하다. 소화가 안 돼도, 하룻밤 잠을 설쳐도 심장마비를 걱정해야 하고, 땀을 좀 많이 흘려도 심장이 덜컥 내려앉겠다. (병원에서 말하는) 원인도 워낙 다양해서 누구도 병을 비껴갈 수 없겠구나 싶다.

<밥과몸>은 이렇게 본다

심장 이상도 뼈가 틀어지고 근육이 굳어서 생긴다고 본다. 물론 아주 특별한 경우가 있겠지만, 심장에 나타나는 이런저런 증상은 흉추가 틀어져 심장으로 가는 신경이 눌려서 약해지고, 어깨가 우그러져 심장을 압박하기 때문이라고 본다. 심장 이상이 있는 사람은 심장 주변 근육이 굳어 있다. 너무 단순한가? 병이라면 뭔가 복잡하고 심오한 원인이 있고, 그 병을 고치자면 갖가지 검사와 약물, 첨단기기가 동원되어야 할 것 같은데 이렇게 쉽게 말하다니….

환자들과 상담을 할 때 가끔 '허'한 느낌을 받는다. 믿고 안 믿고는 필자가 어떻게 할 수 있는 일이 아니니 어찌할 수 없고, 아는 대로 계속 말씀드리겠다.

가슴 펴고 고개 들고

심장이 안 좋은 사람은 다른 병을 예방하고 고칠 때와 마찬가지로 평소 '허리 세우고' '가슴 펴고' '고개는 들고' 살기 바란다. 구부리고 살면 천 가지 만 가지 병이 찾아온다. 심장병도 몸을 구부리고 살 때 나타나는 여러 가지 병 중의 하나다. 구부리고 살면 혈관이 눌려서 굳고, 혈관에 핏덩이(혈전)가 생기고, 혈압 조절이 안 된다.

아래는 심장과 그 주변 근육을 특히 편안하게 해주는 운동이다. 앞에 소개한 운동과 함께 이 운동을 꾸준히 해서 급작스러운 죽음-돌연사로 주변 사람 놀라게 하지 않도록 한다.

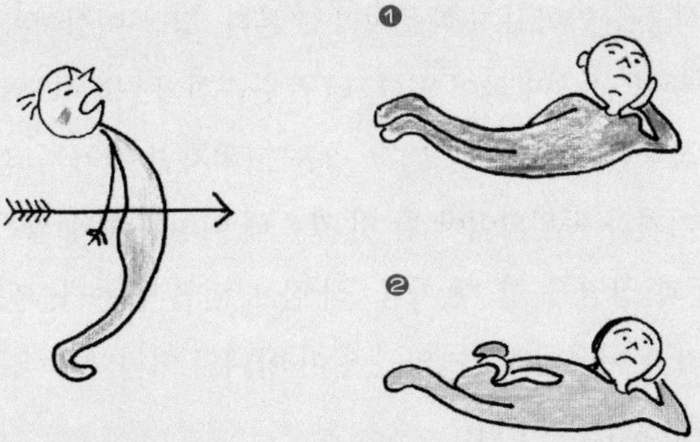

1. 옆으로 누워
2. 몸을 활처럼 휘고
3. 한 손으로 턱을 괴거나 귀를 싸서 받치고
4. 그림❶처럼 남은 손을 뒤로 넘겨 짚거나
   그림❷처럼 남은 손으로 발목을 잡는다.
5. 시간은 10분 이상. 힘들면 차츰차츰 늘린다.

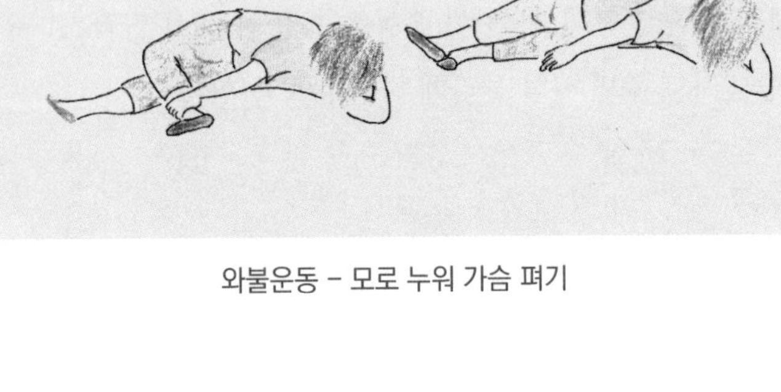

와불운동 – 모로 누워 가슴 펴기

주의

1. 심장이 많이 안 좋은 사람은 1~2분도 힘들 것이다. 포기하지 말고 차츰 시간을 늘린다.
2. 그냥 하기 심심하면 텔레비전을 볼 때 해본다. 구부리고 앉아서 보지 말고 누워서 본다.
3. 심장 주변 근육을 펴 주는 효과 외에도 한쪽으로 틀어진 목을 바로잡는 효과도 있다.
4. 왼쪽, 오른쪽 자세를 바꾸어가며 해보도록 한다.

15. 고혈압 벗어나기(2)

혈압 정상수치(성인)

수축기 혈압: 심장이 수축할 때 혈관에 가해지는 압력으로, 수축기 혈압이 140mmHg 이상인 경우를 고혈압, 120~129mmHg는 주의혈압, 130mmHg 이상인 경우를 고혈압 전단계로 본다.

이완기 혈압: 심장이 이완할 때 혈관에 가해지는 압력으로, 이완기 혈압이 90mmHg 이상인 경우를 고혈압, 80mmHg 이상인 경우 고혈압 전단계로 본다.

운동을 배우러 오는 사람 중에는 혈압약을 먹고 있는 사람들이 많다. 그분들에게 지금 먹고 있는 약이 무엇인지 물어보고, 약의 부작용에 대해서 아는지 물어본다. 그러면 대부분 그에 대해 별로 아는 바 없다고 한다. 하기야 부작용을 알면 쉽게 약을 먹겠는가.

자료에 따르면 2018년 한 해에 고혈압으로 병원을 찾은 사람이 600만 명이 넘고, 그중 90% 이상이 50대 이상이라고 한다. 60대 이상은 10명 중 6명이 혈압약을 먹고 있다고 한다.

약은 독이다

이렇게 많은 사람이 먹고 있는 혈압약. 약 먹어도 좋을까? 다른 약도 그렇지만 약은 약으로만 작용하지 않는다. 우리가 약이라고 하는 것은 질병에는 독으로 작용하는 것이다. 약으로 병을 치료한다는 것은 약이 가진 독성을 이용한다는 것이다. 그러므로 약은 독이기도 하다.

또 한 가지 알아야 할 것은 약은 약이 필요한 곳에만 가서 작용하지 않는다는 것이다. 약이 필요하지 않은 곳에도 (독)약을 뿌린다는 것이다. 위장약을 먹는다고 위장에만 가서 작용하는 것이 아니고 온몸에 (독)약을 뿌린다. 그러므로 약을 장기적으로 먹으면 여러 가지 부작용이 따른다.

먹었다 하면 못 끊는 약

혈압약은 한 번 먹었다 하면 대부분 계속해서 먹게 되는 약이다. 끊기가 대단히 어렵다. 불안해서 못 끊는다. 그래서 약은 애당초 먹지 않는 것이 좋다. 혈압약은 치료제가 아니다. 약을 먹어서 증상을 억제하는 것이다. 증상을 억제하기 위해 약으로 혈관을 확장해서 피의 흐름을 늦추거나, 몸속의 수분과 염분의 배출을 촉진해서 혈압을 조절한다. 이렇게 강제로 몸을 통제하면 여러 가지 부작용이 나타난다.

두통, 간 질환, 가슴 두근거림, 빈맥(빠른 맥), 서맥(느린 맥), 안면

홍조, 당뇨, 통풍 등등 헤아릴 수 없는 '병증'이 나타난다.

좀 더 자세히 알고 싶으면 직접 알아보시라. 필자가 지어낸 말이 아니고 병원이, 의사들이 하는 말이다.

운동으로 혈압을

혈압이 높은 것은, 즉 심장이 펌프질을 강하게 하는 것은, 그렇게 해야 피를 멀리까지 보낼 수 있기 때문이다. 그렇게 해야 피가 필요한 곳까지 가게 할 수 있기 때문이다. 그런데 약을 써서 펌프질을 약하게 하거나 혈관을 넓혀서 피의 흐름을 늦추면, 피가 필요한 곳까지 이르지 못하게 된다. 부작용이 없을 수 없다. 이처럼 고혈압약은 약 자체가 가진 독성도 독성이지만, 약의 작용으로 말미암은 의도치 않은 부작용이 심각하다. 그러므로 앞서 「9. 굽은 등을 펴야 없어지는 병」과 「13. 고혈압 벗어나기」 편에서 말한 바와 같이 운동을 해서 혈압을 정상화해야 한다.

16. 감기 벗어나기(1)

감기 환자가 늘어나는 계절이다. 현대의학은 감기의 원인을 200여 개 이상의 서로 다른 바이러스가 일으킨다고 본다. 증상은 재채기, 코막힘, 콧물, 인후통, 기침, 미열, 두통 및 근육통과 같은 것이 있고 대개는 특별한 치료 없이도 저절로 치유된다고 한다. 그러나 혹시 다른 심각한 질환일 수도 있기 때문에 증상이 의심스러울 때는 세균검사, 바이러스 배양검사나 혈청검사 등을 시행한다고 한다.(〈서울대학교병원 의학정보〉에서 인용)

이 밖에 감기와 증상이 유사한 독감이란 게 있다. 감기와 달리 독감은 갑작스럽게 오한, 두통, 고열, 심한 근육통을 동반한 몸살 증상을 나타낸다. 별다른 치료를 안 해도 낫는 감기와 달리 독감은 생명을 위협할 수도 있으므로 특별한 치료제나 백신을 사용한다.

감기 독감에 대한 <밥과몸>의 생각

위에서 본 대로 현대의학은 감기의 원인을 바이러스라고 본다. 그러면 왜 바이러스에 감염될까 하는 의문이 들지 않는가? 바이러스가 원인이라면 왜 어떤 사람은 감기에 걸리고, 어떤 사람은 감기에 걸리지 않는 걸까, 라는 의문이 생기지 않는가?

〈밥과몸〉은 이런 의문에 대한 답을 찾아간다. 감기는 언제, 어떨 때 잘 걸리는지를 생각해보면 답을 알 수 있다. 알다시피 감기는 계절이 바뀌는 환절기, 여름보다는 주로 겨울 추울 때 잘 걸린다. 왜 그럴까? 계절이 바뀔 때는 기온 차가 심하다. 기온 차가 심하면 몸을 웅크리게 된다. 추울 때도 마찬가지다. 추워서 몸을 웅그리면 가슴등뼈(흉추)나 목등뼈(경추)가 정상 위치를 벗어나 틀어지게 되고, 경추와 흉추를 잡아주는 목과 등 부위의 근육이 굳는다. 뼈가 틀어지고 근육이 굳으면 등뼈에서 갈라져 나오는 자율신경이 약해진다. 혈관이 눌려 혈액순환이 잘 안 된다. 몸의 기능이 떨어진다. 몸의 기능이 떨어지니 병원체-바이러스가 자리 잡기 좋은 상태가 되는 것이다. 감기에 걸렸을 때 나타나는 여러 증상은 뼈가 틀어지고 근육이 굳어서 호흡기뿐만 아니라 눈, 코, 귀, 입으로 가는 신경이 약해지고 혈관이 눌려 있기 때문이다. 이것이 감기의 '진짜 원인'이라고 본다.

결과를 원인이라 보는 현대의학

현대의학은 감기에 걸린 사람에게 현미경을 들이대보고 특정 바이러스가 많이 보이면 그 바이러스가 병의 원인이라고 본다. 몸이 틀어지고 굳어서 바이러스가 생겼는데, 몸이 틀어지고 굳은 것은 빼놓고 그로 말미암아 생긴 바이러스를 원인이라고 설명한다.

어떤 원인에 의한 '결과'를 원인이라고 보는 것이다. 그리고는 원인(결과)을 없애겠다고 심혈을 기울인다. 콧물, 기침, 감기, 통증을 없애기 위한 온갖 처방을 한다.

몸을 펴는 것이 기본

감기나 독감을 예방하려면 몸을 펴고 살아야 한다. 뼈가 틀어지지 않게 하고 근육이 굳지 않도록 해야 한다. 몸을 펴고 살아야 감기몸살에 걸리지 않는다. 추울 때 춥다고 몸을 움츠리지 말고 몸을 더욱 펴도록 한다. 춥다고 어깨를 들어 목을 묻으면 흉추가 휘어져 흉추 2, 3번에서 기관지로 이어지는 신경이 약해진다. 기관지가 약해지는 것이다. 감기를 예방하겠다고 비타민 먹고 백신 맞을 게 아니다. 감기에 걸렸을 때나 독감에 걸렸을 때도 몸을 펴는 것이 기본이다.

평소 허리 세우고, 가슴 펴고, 고개 들고 살면서 아래와 같은 동작을 자주 해보도록 하자. 이외에도 「4. 뇌졸중 치매 예방법」에서 소개한 도리도리운동, 「9. 굽은 등을 펴야 없어지는 병」에서 소개한 등봉타기 등, 목뼈 등뼈를 바로 세우는 운동은 많다.

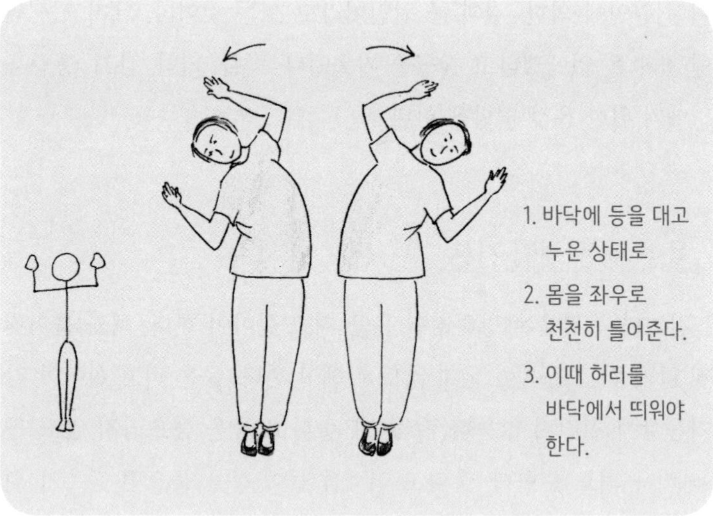

누워서 등뼈 바로잡기 - 올챙이 운동

주의

잘 때나 일어날 때 잠자리에서 하면 좋다.

1. 허리를 띄워 몸을 아치형으로 만든다.
2. 머리는 바닥에 닿지 않게 살짝 든다.
3. 발은 그림처럼 붙인다.
4. 아침, 저녁 잠자리에 누웠을 때 하면 좋다.

17. 허리 통증, 엉치뼈 통증 벗어나기

나쁜 사람 되기

아프면 누구나 "병원에 가 봐라!"라고 한다. 그렇다. 아프면 병원에 가야지 어딜 가겠는가? 아픈 사람인들 그걸 모르겠는가? 혹시나 병원에 안 가고 무슨 방법이 없을까 해서지. 병원에 가는 것을 좋아하는 사람 있겠는가. 어쩔 수 없어서 가지.

환자 중에는 병원에 가기 전에 먼저 〈밥과몸〉을 찾아오는 사람이 있다. 그런 사람과는 병에 관한 이야기를 나누기 편하다. 그러나 병원을 먼저 들렀다가 온 사람과 이야기를 나눌 때는 마음이 편치 않다. 왜냐하면 병원이 진단한 내용과 필자가 들려줘야 할 내용이 너무 다르기 때문이다. 가령 앞서 감기 편에서 보았다시피 환자는 병원에서 바이러스가 병의 원인이라고 해서 그렇게 알고 왔는데 "그게 아니고 이게 원인입니다."라고 말해야 하니 마음이 편할 수 없다. 본의 아니게 다른 사람(의사)을 헐뜯는 사람이 되니 말이다. 자칫하면 몹쓸 사람 될 판이다. 이미 됐는지도 모르지만. 사는 게 간단치 않다.

허리가 아파서 병원에 들렀다 온 사람에게 "병원에서 뭐라 합디까?" 하고 물으면, 대부분 "척추 3, 4번 사이에 디스크가 밀려 나와……." "5, 6번 뼈 사이가…." 아니면 " 척추관 협착증" 운운한다. 그러면서 수술이나 약물치료를 권하더라고 한다. 때로는 선천적으로 어디가 약해서 아프다는 말도 듣고 온다. 선천적인데 왜 10년, 20년 문제가 되지 않았던 걸까? 알 수 없는 일이다.

「3. 허리 통증 벗어나기」에서 말했다시피 허리 통증은 골반이 무너져서 골반 위에 놓인 척추가 덩달아 무너져 나타나는 증상이라고 했다. 그래서 골반과 허리를 바로 세우는 방석운동을 하면 괜찮아진다고 했다. 오늘은 한 걸음 더 나아가 엉치 부근 통증에 대해 알아보기로 한다.

엉치 부근 통증은 왜

골반이 바로 서 있지 않으면 골반을 구성하는 엉치뼈가 제 위치를 벗어난다. 엉치뼈는 골반 중앙에 위치하면서 위로는 요추 이상의 척추를 받치고 아래로는 꼬리뼈를 달고 있다. 엉치뼈는 척추를 담는 그릇과 같은 역할을 한다고 보면 된다. 이 그릇-엉치뼈가 흔들리면 엉치뼈와 골반을 연결하는 관절(천장관절)과 인대가 늘어나고 땅기게 된다. 늘어나고 땅긴 근육은 시간이 지나면서 차츰 굳어 통증으로 나타난다. 그뿐만 아니라 엉치뼈에 담긴 척추가 무너지면, 허리와 척추를 연결하여 척추를 세워주는 근육(허리세움근) 역시 늘어나고 땅기면서 굳는다. 허리에 통증이 온다. 허리 통증, 엉치뼈 통증은 이렇게 해서 생기는 것이다. 이때 사진을 찍어

보면 위에서 본대로 디스크가 밀려나 있거나 척추관이 좁아져 있다. 그러니까 통증의 진짜 원인은 무엇이 되어야 하는가? 골반, 또는 엉치뼈가 무너져서 척추가 무너지고, 척추가 무너져서 디스크가 튀어나오거나 척추관이 찌그러진 것 아닌가? 이게 수술하고 약 먹을 일인가?

전립선 이상도 엉치뼈 문제

골반과 엉치뼈는 왜 무너지는가? 평소 자세가 바르지 못해서다. 구부리고 앉거나 다리를 꼬고 앉거나, 의자나 벽에 기대어 앉는 것은 골반을 무너뜨리고 엉치뼈를 무너뜨리는 짓이다. 병을 만드는 노력(?)이다. (「1. 몸을 병들게 하는 자세」 참조)

허리를 세우고 살아야 한다. 방석운동 열심히 하고 (「3. 허리 통증 벗어나기」 참조), 아래에 소개하는 운동으로 엉치뼈를 제자리에 넣도록 한다. 엉치뼈가 제자리에 놓이면 엉치에서 갈라져 나오는 신경이 살아나 골반 안에 있는 장기의 기능이 향상된다. 전립선, 요실금, 방광염, 치질, 자궁 이상 등은 엉치뼈 이상과 밀접한 관련이 있다.

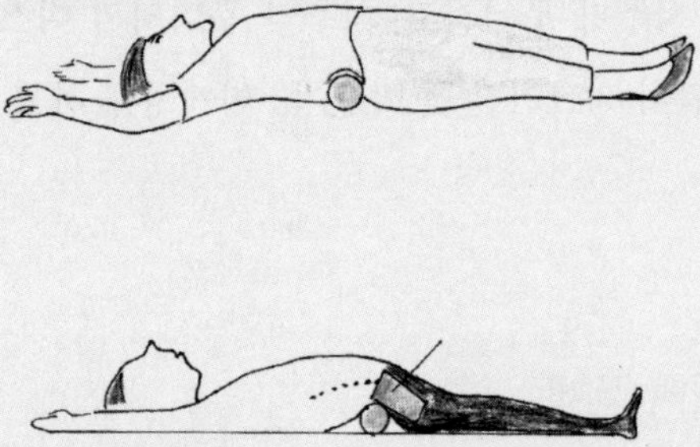

지름 6~7cm, 길이 30cm 정도의 나무봉을 그림과 같이 골반 제일 높은 곳에 대고 눕는다. 시간은 5분 정도

* 엉덩이가 바닥에 살짝 닿을락말락하게 한다. 엉덩이 밑으로 손이 들어갈 정도가 되면 다칠 위험이 있다.

엉치봉운동

주의

이 운동은 좋은 운동이기는 하나 특별한 주의가 필요하다.

1. 나무봉의 지름이 6~7cm를 넘지 않도록 한다. 조금 작은 것은 괜찮다. 봉에 수건을 한 장 감아서 미끄러지지 않도록 한다.
2. 시간은 처음에는 3분 정도로 한다. 처음부터 시간을 길게 하기보다 짧게 하고 하루 2~3회 정도 한다.
3. 봉을 허리(요추)에 대는 일이 없도록 한다. 요추나 흉추에 가로로 대면 척추 마디와 마디 사이를 벌리게 되어 위험하다. 간혹 시원하다고 봉을 가로로 대다가 낭패를 당하는 사람이 있다. 봉은 골반(엉치뼈 상단)에 대야 한다.
4. 일어날 때는 몸을 그대로 뒤집어서 고양이자세(「3. 허리 통증 벗어나기」 참조)로 일어나고, 일어나기 전, 후 몸을 좌우로 비틀어서 허리를 부드럽

게 한다.

5. 골반이 많이 무너진 사람일수록 누웠을 때나 일어날 때 뻐근함이 더하다. 그러면 허리와 엉치를 두드리거나 「2. 온몸운동」으로 몸을 풀어준다.

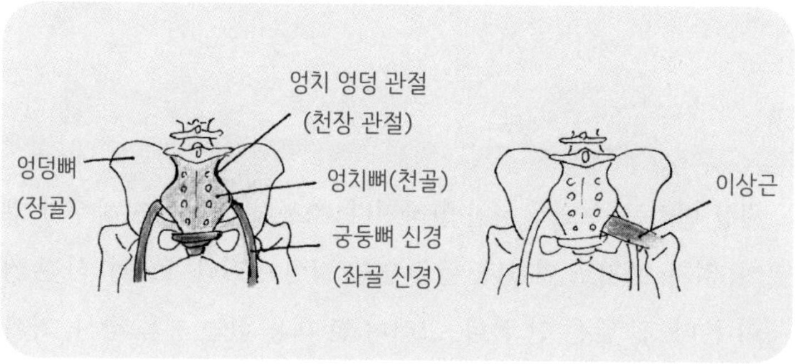

엉치뼈와 이상근

18. 오른쪽이 아픈데 왼쪽이 안 좋다?

세상 변하는 속도가 점점 빨라진다. 소통하는 방법도 하루가 다르다. 읽기, 쓰기도 변한다. 글을 읽는 것이 아니라 '쓰-억' 사진 찍듯이 본다. 긴 글은 안 본다. 그러니 별 내용 없는 제목 장사, 가짜 뉴스가 판을 친다. 읽기보다 '보기'를 좋아하니 쓰기가 갈수록 어렵겠다. 이런 세태에 세심한 설명이 필요한 운동법을 글로 소개하자니, 생각이 많아진다.

사람과 자동차의 차이

허리 통증을 호소하는 사람 중에는 다리 통증을 같이 호소하는 사람이 많다. 당연하다. 허리가 안 좋으면 다리도 안 좋다. 우리 몸은 하나다. 기계가 아니다. 자동차는 배터리가 수명을 다하면 배터리만 교체하면 된다. 사람은 한 군데가 안 좋으면 다른 데도 안 좋아진다. 심장이 안 좋으면 심장만 안 좋은 데 그치는 것이 아니라 몸 전체에 덩달아 이상이 온다.

오른쪽 고관절이 아프다고 찾아온 환자가 있다.

필자 왈 "허리는 어떠세요?"
환자 "괜찮은데요."
필자 "그래요. 어디 한 번 봅시다."
몸을 살펴보며,
"왼쪽 고관절이 골반에 제대로 물려 있지 않네요."
환자 의심스러운 듯,
"오른쪽이 아픈데요?"

이런 경우가 종종 있다. 오른쪽이 안 좋아서 찾아온 사람에게 왼쪽이 안 좋다고 말하니, 당연히 환자는 속으로 "뭐, 이런 돌팔이가!" 한다.

우리 몸은 하나다. 왼쪽 다리가 시원찮으면, 자기도 모르게 오른쪽 다리에 체중을 싣게 된다. 오른쪽 다리에 무리가 간다. 다리뿐 아니라 다리와 연결된 고관절, 허리에도 무리가 간다. 무리가 가는 부분이 점차 굳으면서 통증을 느끼게 된다. 우리 몸은 가장 최근의 통증부터 느끼게 되어 있다. 왼쪽이 원인이 되어 오른쪽이 아프게 된 것이다.

이번 편에서는 허리, 엉치뿐만 아니라 다리(오른쪽이든 왼쪽이든)에 이상이 있는 사람들이 놓치기 쉬운 지점과 운동법을 소개한다.

골반과 척추 그리고 다리

골반은 척추와 다리를 이어주는 신체 부위다. 따라서 골반 역시 많은 근육과 인대로 둘러싸여 있다. 골반 자체의 모양을 유지하기 위한 것, 골반과 척추를 이어주는 것, 골반과 다리를 연결하는 것 등, 여러 가지가 있다. 이런 것들은 그냥 붙어 있는 게 아니라 당기고 늘어나면서 몸을 움직일 수 있게 한다.

골반이 틀어지면 이런 근육과 인대가 제 모양을 잃게 된다. 골반 자체의 근육과 인대뿐만 아니라 척추와 연결된 근육과 인대도 모양이 변하고, 다리와 연결된 근육과 인대도 변형이 된다. 변형된 시간이 오래되면 근육이 굳고 인대가 늘어나거나, 갈라지기도 한다. 골반 통증, 허리 통증, 다리 통증이 온다.

따라서 골반을 바로 세우는 것이 중요하다. 골반을 바로 세우는 방법이야 여러 가지가 있다. 앞서 소개한 방석운동이나 엉치봉운동은 대표라 할 만한 운동이다. 물론 평소 허리 세우고 살기를 잊지 말고.

엉덩이 이상근 풀기

허리뿐 아니라 다리까지 저리거나 아픈 사람은 다음 그림1과 같이 골반 바로잡기 운동을 하고 그림2와 같이 엉덩이를 풀어주도록 한다. 골반을 바로잡으면 골반 모양을 잡아주고 있는 근육은 물론 골반과 연결된 허리, 다리 근육도 따라서 풀어진다. 그림2는 병원에서 이상근이라 부르는 근육을 풀어주는 방법이다. 이상근은 골반과 고관절을 연결한다. 고관절 부근이 아프거나 엉덩이가 아프거나 다리가 아프면 이 근육을 특별히 풀어주어야 한다. 사람들이 모르고 지나치는 경우가 많다. 이 근육이 풀리면 허리도 한결 편해진다. 왜? 우리 몸은 하나니까.

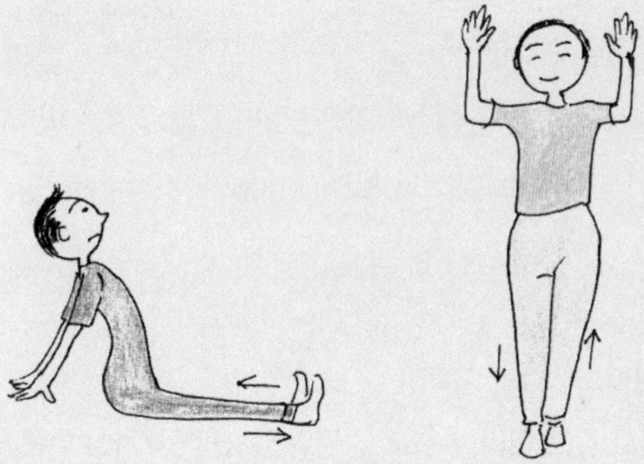

그림처럼 앉아서,
또는 누워서
양 다리를
번갈아가며
내뻗는다.
양 다리의
복숭아뼈를
부비듯이.

그림1 골반 바로잡기

주의

1. 앉아서 할 때는 허리를 그림처럼 세운다. 허리를 배 쪽으로 미는 자세가 되도록 한다.
2. 고개를 숙이지 말고 들어야 한다.
3. 팔은 뒤로 짚고 쭉 편 자세가 되도록 한다.

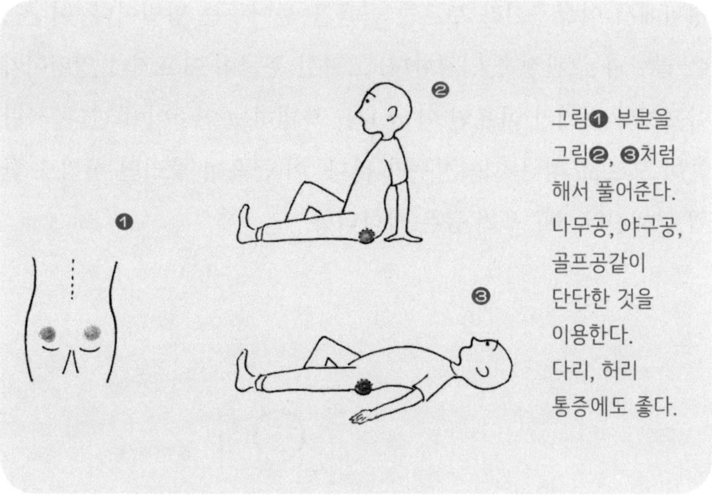

그림2 엉덩이 풀기

〈주의〉 엉덩이 풀기

1. 자기 체중을 이용한다.
2. 앉아 할 때는 손 뒤로 짚고 허리 세우고, 엉덩이 깊숙한 곳, 가장 아픈 곳을 중심으로 공을 굴린다.

19. 아프면 두드려라 - 대상포진

아파야 낫는다?

"어디가 아프면, 아픈 곳을 두드려 패세요."

아픈 사람에게 하는 소리다.

아픈 사람에게 아픈 곳을 두들겨 패라? 모르는 사람이 들으면 누구 죽이려고 작정했나, 할 것이다.

아버지 밟아라!

어릴 적 경험이다. 일 갔다 온 아버지가 방바닥에 엎드린 채로, "누구야, 이리 와서 아버지 좀 밟아라!" 하신다.

아버지를 밟아라? 무신 말씀을……. 아버지 등을 밟아달라는 말씀이었다. 등이 아프니 등을 밟아달라는 것이었다. 그런 아버지의 등을 밟아드리면, 처음에는 "어구구!" 앓는 소리를 내시다가, 얼마 지 않아 "어, 시원하다!"라고 하신다.

염증성 질환이나 외상이 아닌 다음에는 우리가 아프다고 느끼는 것은 대부분 몸이 굳으면서 나타나는 증상이다. 팔이 굳으면 팔이 아프고, 다리가 굳으면 다리가 아프다. 심지어 머리가 아픈 것도 머리 피부가 굳어서 아픈 것이다. 골이 아픈 것이 아니다.(「11. 두통에서 벗어나기」 참조)

등이 휘어지도록 일을 하면 등뼈가 틀어지고 등 근육이 굳는다. 굳으면 아프다. 굳어서 아프니 굳은 것을 풀어야 한다. 굳은 것을 푸는 방법은 여러 가지가 있다. 문지를 수도 있고, 두들길 수도 있다. 문지르든 두들기든 아픈 곳을 건드리니 아플 수밖에 없다. 아픈 것이 싫다면 침이나 뜸을 이용할 수도 있다. 그런데 침, 뜸은 아픈 부위에 따라 남의 도움을 받아야 하는 제약이 있다. 효과도 제한적이다. 단순히 근육이 굳은 게 아니고 뼈가 틀어져서 근육이 굳은 것이라면 언 발에 오줌 누기다. 병·의원을 이용하면 따로 시간을 내야 하고 비용도 든다.

몸이 굳어서 생기는 병 중에 대상포진이란 게 있다.

대상포진(帶狀疱疹, Herpes Zoster, Shingles)

대상포진은 헤르페스 바이러스의 일종(헤르페스 3형)인 수두-대상포진 바이러스(Varicella-Zoster Virus)에 의해 감염되는 바이러스성 피부질환이다. 보통 노인성 질환으로 알려져 있지만, 최근에는 젊은이들에게도 발병하기도 한다. 나이가 들어 면역력이 떨어져서 발병하는 경우가 많은데, 젊은 층이 걸리는 경우는 심한 과로, 스트레스를 받아 면역력이 떨어진 경우도 있다.(출처-나무위키)

이 병에 대한 병원의 대응방법은 다른 병과 다름없는 약물치료다. 아예 백신을 개발해서 예방주사를 놓는다. 약 좋아하는 현대인은 백신도 다 좋은 줄 안다. 백신의 부작용은 관심 밖이다.

병원 말마따나 나이가 많이 든 사람이나 스트레스를 많이 받는 사람에게 잘 생기는 병이라면, 바이러스를 이야기하기 전에 몸이 굳어서 생기는 병임을 미루어 짐작할 수 있다. 나이 들면 근력이 떨어지고 근력이 떨어지면 몸을 잘 쓰지 않게 된다. 몸은 쓰지 않으면 굳는다. 게다가 허리, 등마저 굽어 있으면, 척수에서 갈라져 나오는 신경이 눌려 약해진다. 면역기관과 연결된 신경이 약해지면 면역력이 떨어지고, 면역력이 떨어지면 각종 바이러스가 설치게 된다. 대상포진을 유발한다는 수두바이러스 같은 것이 그런 것이다. 스트레스가 병의 원인이 되는 것은 스트레스를 받으면 몸이 굳기 때문이다.

굳은 근육을 풀려면 무엇보다 뼈가 제자리를 지키도록 해야 한다. 뼈가 제자리를 벗어나면 뼈를 붙들고 있는 근육이 따라서 틀어져 굳는다. 근육이 굳으면 신경이 약해지고 피가 잘 통하지 않게 된다. 그러므로 병에 걸리지 않으려면 근육이 굳지 않도록 해야 한다. 이미 굳은 근육은 뼈를 바로잡아 풀도록 해야 한다. 뼈를 바로잡으면 근육이 풀리고 신경이 트인다. 피가 잘 흐르게 된다. 대상포진을 예방하려고 성분 모를 약물을 몸 안에 넣을 것이 아니라 몸이 굳지 않도록 해야 한다. 뼈를 바로잡아야 한다. 굳은 근육을 풀어야 한다. 근육을 푸는 방법은 뼈를 바로잡는 것 외에도 앞에서 말한 대로 여러 가지 방법이 있다. 비록 효과가 제한되어 있기는 하나 마사지나, 침, 뜸 같은 것을 이용할 수도 있고, 따뜻한 물이나 흙을 이용하는 방법도 있다. 뼈는 틀어지지 않고 단순히 근육만 굳어 있을 때는 위와 같은 방법이 도움이 된다. 또 한 가지 굳은 근육을 푸는 좋은 방법은 굳은 데를 순간적으로 두들겨 패는 것이다. 엄청 아프다. 그런데 두세 차례 패다 보면 덜 아프다. 시원한 느낌이 온다. 팰 때는 주먹으로 팬다. 야구공 같은 것으로 두드리는 것도 괜찮다.

주의

1. 주먹이 아닌 도구를 사용할 때는 뼈를 다치지 않도록 주의한다.
2. 주먹이나 공으로 두들길 때는 맞는 부위에 힘이 들어가지 않도록 한다. 힘이 들어가면 타박상을 입는다.
3. 맞아서 열이 나면 냉찜질을 한다.
4. 몸 어딘가 찌르듯이 아프면 그곳을 꼬집거나 두드려 패도록 한다. 굳는 징조다.
5. 무릎이 아플 때는 무릎에 물이 차서 부은 상태면 냉찜질을 하여 부기를 가라앉힌 다음 오금풀기를 한다. 「6. 무릎 통증 벗어나기」 참조.

20. 감기 벗어나기(2)

약 먹어도 일주일, 안 먹어도 일주일

감기에 걸리면 보통 일이 주일쯤 지나면 낫는다. 약을 먹든 먹지 않든 대개 일이 주일을 고비로 물러간다. 그래서 나온 말이, 감기에 걸리면 "약을 먹어도 일주일, 안 먹어도 일주일"이라는 말이다. 이것은 뭘 말하는가? 감기라는 게 언제부터 있었는지 모르지만, 사람 몸은 감기에서 벗어나는 법을 알고 있는 것이다.

자연치유력

감기 벗어나기(1)에서 살펴본 바와 같이 병원에서는 사람을 감기에 걸리게 하는 병원체를 바이러스라고 한다. 감기에 걸리게 하는 감기바이러스는 200여 종이 넘는다고 한다. 감기에 걸린 지 일이 주일쯤 지나면 감기가 떨어진다는 것은 사람 몸이 그 200여 종의 바이러스를 물리치는 방법을 터득하고 있다는 말이다. 이를 터득하기까지는 무척 오랜 시간이 필요했을 것이다. 이렇게 우리 몸이 병을 스스로 물리치는 능력을 '자연치유력'이라고 부른다.

앞서도 말했듯이 〈밥과몸〉에서는 감기나 독감의 원인을 틀어진 뼈와 근육에서 찾았다. 목뼈, 등뼈가 틀어지고 근육이 굳어서 신경이 약해지고, 혈관이 눌려서 피흐름이 원활하지 못한 결과 병원체-감기 바이러스가 자리 잡고 살기 좋은 환경이 만들어진다고 했다.

감기에 걸렸을 때 몸을 따뜻하게 해주고 따뜻한 물이나 차를 마시는 것은, 굳은 몸을 풀어주는 효과가 있기 때문이다. 몸이 풀리면 마음도 풀린다. 긴장했던 신경과 굳었던 근육이 풀린다. 그러면 웅크렸던 몸이 펴지면서 뼈도 제자리를 찾아간다. 뼈와 근육이 제 모양을 찾으면 몸의 기능이 살아나서 병원체와 맞서서 싸우는 힘—면역력(자연치유력)이 세어진다. 이렇게 해서 바이러스로 오염되었던 몸이 살아난다.

자연치유력이 살린다

몸을 펴고 사는 것은 면역력을 키우는 것이다. 몸을 스스로 낫게 하는 능력—자연치유력을 높이는 것이다. 흔히들 병이 나면 약을 먹는다. 그래서 병이 나으면 '약'이 병을 낫게 한 걸로 안다. 물론 그런 면이 있다. 「15. 고혈압」에서 말했듯이 약은 '독'이다. 실제 '독'이 되기도 한다. 약은 몸 안에 있는 병을 일으키는 요인을 없애는(죽이는) 것이다. 병균이면 병균을 죽여 없애는 것이다. 그런데 문제는, 이때 병균만 골라서 죽이는 것이 아니라 몸에 이로운 균도 같이 죽인다는 것이다. 약을 먹는 것은, 마치 아군과 적군이 뒤

섞여 전투를 하고 있는데, 약이라는 폭탄을 퍼붓는 것과 같다. 이놈 저놈 구별하기 힘드니 깡그리 없애는 것이다. 그럼에도 불구하고 몸이 죽지 않고 살아나는 것은 어째서일까? 우리 몸이 가진 생명력 때문이다. 스스로 몸을 살리는 능력, 자연치유력이 있기 때문이다. 그런데도 사람들은 자연치유력으로 살아났다고 생각하지 않는다. 약 때문에 살았다고 믿는다. 의사 덕분에, 병원 덕분에 살았다고 생각한다. 폭탄 속에서 살아난 나—내가 가진 타고난 능력에 감사할 줄 모른다. 의사들 역시 약 덕분에 환자를 살렸다고 믿는다. 우리 몸이 가진 놀라운 생명력에 감사할 줄 모른다. 그렇지만 약을 썼기에 살아난 것도 사실 아니냐고 할 것이다. 그렇다. 어떤 면에서는 약이 도움이 된 것도 사실이다. 그러나 그것은 살아난 경우고, 죽는 경우도 많다. 약의 부작용으로 고통받기도 하고, 약 때문에 또 다른 약을 달고 사는 사람은 부지기수다.

우리 몸 안에는 몸이 살아 있게 하는 놀라운 생명력이 있다. 자연치유력은 그 생명력의 한 부분이다. 오늘날 우리는 우리가 가진 소중한 능력을 잃고 있다. 몸이 가진 자연치유력을 이용할 생각은 하지 않고 어디가 조금만 이상해도 병원으로 달려간다. 병원에 가서 의사에게 모든 것을 맡긴다. 그러는 사이 우리 몸은 점점 생명력을 잃어간다. 어느 사이 아이를 집에서 낳는다는 것은 생각도 할 수 없게 되었다. 병원이 없으면 아이를 낳을 수 없게 된 것이다. 사람만 그런 것이 아니다. 나무도 동물도 모두 생명력을 잃거나 잃어가고 있다. 사람의 손이 가지 않으면, 약을 치지 않으면 열매

맺지 못하는 나무며, 사람이 도와주지 않으면 스스로 먹이를 구하거나 새끼를 낳아 기를 수 없는 동물들. 자기가 가진 생명력을 빼앗다 못해 함께 살아가야 할 모든 것의 생명력을 빼앗으며 사는 우리는, 인간은 무엇인가? 참으로 부끄럽고 두려운 일이다.

〈통증보감〉에서 〈밥과몸〉은 약물과 수술에 의지하지 않고 스스로 병을 예방하고 치료하는 법—자연치유력을 높이는 방법을 널리 알리는 것을 목표로 한다. 다른 방법이 없는 부득이한 경우가 아니면 약을 먹고 수술을 하기보다 여기서 소개하는 운동과 음식 이야기로 건강을 지켰으면 한다.

감기나 독감을 예방하는 가장 좋은 방법은 「16. 감기 벗어나기」 편에서 이야기한 대로 면역력을 키우는 것이고, 면역력을 키우는 가장 좋은 방법은 허리 세우고 가슴 펴고 고개 들고 사는 것이다.

* 가벼운 감기는 「8. 바르게 걷는 법」에서 소개한 대로 손 뒤로 깍지 끼고 걷기만 해도 효과가 있다.

* 감기가 한 달, 또는 그 이상 계속될 때는 뼈(흉추, 경추)가 심하게 틀어져 있다고 본다. 그럴 때는 다른 사람의 도움(교정)을 받아 흉추를 바로잡아야 한다.

21. 손가락, 손목, 팔꿈치 이상

손가락이 아프다, 손목이 아프다, 팔이 저리다…. 손과 관련한 이상이나 병명도 여러 가지다. 손가락 이상은 퇴행성관절염, 손목 이상은 손목터널증후군, 팔꿈치 이상은 테니스엘보, 골프엘보라고 부른다.

이런 병들에 대한 병원치료는 대개 약물이나 수술, 그리고 물리치료다. 증상이 가벼운 경우에는 손과 손목을 적게 사용하도록 하면서 소염제나 스테로이드 주사를 써서 통증을 없애준다. 그런데 이런 방법은 대개 임시방편일 뿐, 근본적인 해결책이 못 된다. 결국, 수술대에 눕게 된다.

의사는 신과 같다

서양 의술이 이 땅에 들어와 병원 문을 연 때는 1877년으로 알려져 있다. 1877년 부산에 제생의원이라는 서양식 일본인 병원이 생겨 조선인들도 치료했다고 한다. 몇 년 뒤 국립병원인 광혜원(제

중원)이 세워지게 되는데, 그 계기는 갑신정변 때 자객의 칼에 찔려 다친 명성황후의 조카 민영익을 미국 선교사 겸 의사 알렌이 치료하여 낫게 한 것이라 한다. 광혜원은 이때 신임을 얻은 알렌이 설립을 제안해 세워졌다고 한다.

그로부터 한 세기 반 만에 서양식 의술이 거의 완벽하게 보건의료분야를 장악하게 되었다. 민간의료니, 의술이니 하는 것은 물론 동양의학(한의학이라고도 함), 대체의학이라 불리는 것이 있기는 해도 서양식 의술 앞에 맥을 못 춘다. '병' 하면 병원이고 병원의 의사는 신과 같다.

여기에 감히 딴죽을 걸고 있는 것이 〈밥과몸〉이다. 〈밥과몸〉은 손가락이 아프든, 손목이 아프든, 팔꿈치가 아프든, 약물이나 수술 대신 틀어진 뼈를 바로잡고, 굳은 근육을 풀라고 권한다. 방법은 팔꿈치를 털고, 손목을 털고, 손가락을 비틀어 뽑고 그림과 같이 팔뚝을 세게 때려서 굳은 근육을 풀라는 것이다.

그렇게 하면? '아프다!' 그런데? 낫는다. 물론 아주 특별한 경우를 제외하고.(병원도 특별한 경우는 늘 있다.) 그런 경우는 〈밥과몸〉에 능통한 분과 상담을 하시기 바란다.

아파야 낫는다

〈밥과몸〉의 안 좋은 점은 '아파야 낫는다'는 것이다. 아픈 사람을 아파야 낫는다 하니 누가 좋아할까! 사이비 소리 듣게 되어 있다. 환자를 두들겨 패서 낫게 해준다는 사이비 목사, 교회와 혼동하게 되어 있다. 그러나 어찌하겠는가, 지금으로서는 이 방법밖에 없는 것을. 허리가 굽어 있든, 무릎이 틀어져 있든, 뼈를 제자리에 갖다 넣으려면 아플 수밖에 없다. 아픈 것을 피해 다니다 보면 몸은 약물에 찌들거나 수술대에 오른다. 아픔을 참고 아픈 곳을 두드려보자. 손가락을 비틀어보자. 손가락에 힘이 들어가고, 팔이 가벼워진다. 팔꿈치 통증이 차츰 가실 것이다. 「19. 아프면 두드려라」를 참고하시기를.

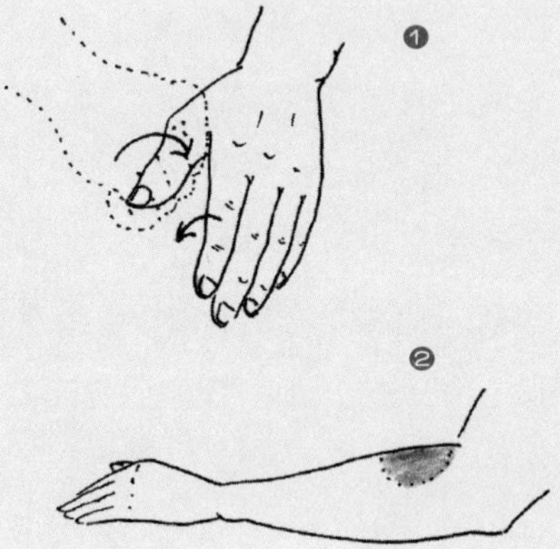

1. 아픈 손가락을 엄지와 검지로 움켜쥐고, 손가락을 빼면서 그림❶과 같은 방향으로 비튼다.
2. 엄지 손가락을 제외한 나머지 손가락은 반대 방향으로 비튼다.
3. 그림❷처럼 팔뚝의 살 두툼한 부분(누르면 아프다)을 주먹으로 두드린다.

* 많이 굳어 있을수록 많이 아프다.

손, 팔 통증 벗어나기

주의

1. 손가락을 비틀거나 팔뚝을 때리기 전에 주무르거나 문질러서 풀어주도록

한다.

2. 때릴 때나 비틀 때는 맞는 곳이나 비틀리는 곳에 힘을 빼야 한다.
3. 때릴 때는 정확하게, 과감하게 때린다. 병을 오래 데리고 살고 싶으면 살살 한다.
4. 손목을 이리저리 돌려서 자주 풀어준다. 컴퓨터 작업을 많이 하는 사람은 손가락, 손목을 자주 풀어주어야 한다.

22. 운동에 대한 오해와 편견

운동이 심심하다고 하는 사람에게

〈밥과몸〉에서 소개하는 운동은 남녀노소 누구나 할 수 있는 운동이다. 서너 살 어린애도 따라 하고, 구십 노인도 할 수 있다. 서서는 물론 앉아서도 누워서도 할 수 있는 동작으로 짜여 있다. 길을 걷다가, 사무를 보다가, 큰 힘을 쓰다가 어디에 이상이 있으면 바로 써먹을 수 있는 운동요법을 담고 있다.

마라톤을 하든, 수영을 하든, 축구를 하든, 탁구를 하든 몸은 언제나 틀어지거나 굳을 수 있다. 그러므로 〈밥과몸〉은 틀어지거나 굳은 몸을 바로잡아 주고 굳은 몸을 풀어주는 동작으로 구성되어 있다. 이 말은 〈밥과몸〉이 모든 운동의 기본이 되어야 한다는 말이다. 아울러 먹는 것이 소중함을 그 안에 담고 있다. 건강하게 살려면 운동도 중요하지만 그에 못지않게 먹는 것도 중요하다. 내가 먹는 것이 내 몸이 된다. 그러니 먹는 것을 빼놓을 수 없다. 〈밥과몸〉이 〈밥과몸〉이라 하는 이유다.

그런데 〈밥과몸〉을 배우는 사람들이 갈증을 느끼는 게 있다. 좋은 운동인 줄은 알겠는데, 운동이 너무 심심하다는 것이다. 사람들은 운동이라 하면 숨이 차도록 뛰거나 굴리고, 땀을 뻘뻘 흘려야 되는 것으로 안다. 그런데 〈밥과몸〉에서 소개하는 운동은 여간해서는 숨이 차오르지도 않고 땀도 나지 않는다. 운동을 처음 접하는 사람은 "애걔, 이게 무슨 운동" 하고 우습게 여기기도 한다.

운동에 대한 편향된 생각이 이런 반응을 낳는다. 숨이 턱 밑까지 차오르고 땀을 비 오듯 흘려야만 운동이 된다고 하는 생각 역시 서구식 생각이다. 올림픽 경기에서 보듯 서구의 운동은 승부를 전제로 하는 운동이다. 상대를 이기기 위해서는 힘이 세야 한다. 달리기를 하든, 역기를 들든 센 힘이 필요하다. 그래서 무슨 종목이든 근력을 키우는 것이 우선이다. 남보다 강한 근력을 키우자면 숨이 차고 땀이 난다. 운동을 심하게 하다 보니 부상도 잦다. 근육도 부드러운 근육이 아닌 딱딱한(?) 근육—강성근육이 된다.

전투용이 아닌 생활용

〈밥과몸〉의 운동은 전투용 운동이 아니다. 누구를 이기기 위한 운동이 아니다. 남에게 보이기 위한 상업용 운동이 아니다. 울퉁불퉁한 근육을 자랑하기 위한 운동이 아니다. 그저 평생 건강하게 사는 것을 지향하는 운동이다. 일상생활에 지장 없는 몸을 원하는 사람들이 하는 운동이다. 뼈는 제자리에 있고 근육은 부드러워(연성근육) 신경이 잘 통하고 피가 잘 돌게 하는 운동이다. 그러면 마음마저 평화로워진다. 심심하다면 심심한 운동인데 자기를 돌아보게 하는 운동이고, 사는 것이 행복해지는 운동이다.

개구리춤을 춘다

운동이 심심한 사람은 아래 그림처럼 몸을 흔들어보자. 언제 어디서든, 무엇을 하든 잠깐 마음을 내어 몸을 한번 흔들어보자. 틀어진 몸, 굳었던 몸이 풀리니 몸도 마음도 즐겁지 아니한가!

일하는 중간에 한 번씩 하면 틀어진 뼈를 바로잡고 굳은 근육을 풀 수 있다.

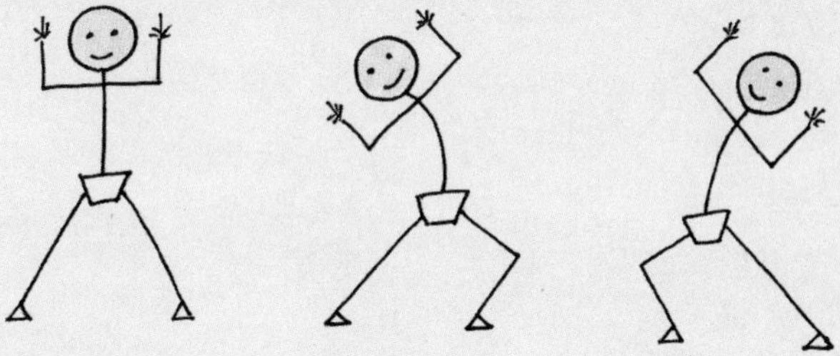

다리를 넓게
벌리고 서서
반만세 자세,
발은 11자

몸을 옆으로
크게 휘면서
한쪽 다리는 굽히고

다른 다리는
쭈욱 뻗으면서
고관절을 밀어 넣는다.
좌우로 반복한다.

서서 온몸 풀기 – 개구리춤

주의

1. 고개는 살짝 뒤로 젖히고
2. 골반은 살짝 앞으로 내밀고
3. 좌우로 크게 흔든다.

4. 발은 그림보다 더 넓게 벌려도 괜찮다. 쑥스러워하지 말고 잠시 잠깐씩 해 본다. 많이 하면 숨차고 땀 난다. 심심하지 않다.

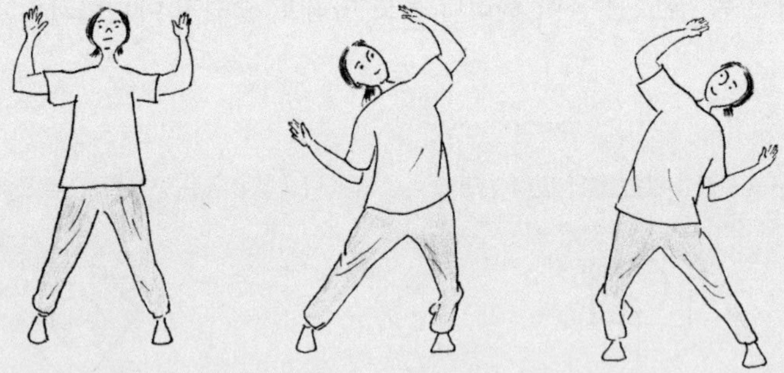

손은 반만세
발은 벌리고 11자

몸을 좌우로
번갈아 가며 굽힌다.

23. 왜 아픈지 모르는 사람에게

"앉으나 서나 허리를 세워야 합니다. 부득이 몸을 구부리고 할 수밖에 없는 일이라면 일하는 중간이나 일을 마치고 난 뒤에는 굽은 몸을 펴주는 운동을 해야 합니다. 서서든, 앉아서든 허리를 뒤로 젖혀서 굽은 몸을 펴야 합니다."

사람마다 역할이 있다. 필자가 맡은 역할은 사람들에게 잔소리를 하는 것이다. 잔소리 좋아하는 사람이 누가 있을까마는 할 수밖에 없는 사정도 있다. 아프다면서, 건강하게 살고 싶다면서 몸을 함부로 굴리고, 생각 없이 음식을 먹는데 어찌 두고만 보겠는가.

전해 들은 이야기다. 언젠가 『녹색평론』을 펴내는 김종철 선생께서 육식문화의 문제점에 대해 강의를 하고 주최 측이 마련한 식사를 하러 갔다가 화를 내고 돌아갔다는 이야기를 들었다. 이유는 그날 준비한 식사가 고기 위주의 식사였기 때문이다. 이야기의 사실 여부는 떠나서 필자에게는 실제 있는 이야기다. (경상도 말로) '쌔빠지게' '허리 세움'의 중요성을 이야기했는데, 강의를 들은 사람들이 여전히 등을 둥그렇게 말고 앉아 밥을 먹거나 차를 마시는 것을 본다. 못 본 체하고 지나칠 때가 많지만 속으로 "끙" 한다.

투명인간 되기

더욱 기가 찬 일도 있다. 조금 전까지 스스로 몸을 치유하는 방법을 이야기해줬는데, 자기네들끼리 모여 앉아서 하는 이야기는 어느 병에 어느 병원 이야기다. 고개는 앞으로 뽑고 등은 구부린 채로. 말한 사람은 졸지에 투명인간이 된다.

말하는 사람이나 듣는 사람이나 마음공부가 필요하다. 듣는 사람도 마음을 잘 다스려야겠지만, 말하는 사람은 더욱 큰 마음공부가 필요하다. 국어는 잘 하는데 수학은 못 하는 학생이 있듯이, 정치나 경제에 대해서는 모르는 것이 없는 사람도 정작 자기 몸에 관해서는 이해를 못 하는 사람이 있다. 허리를 세우고 사는 것이 중요하다고 아무리 이야기해도 여전히 구부리고 사는 사람은 〈밥과몸〉 과목에 약한 사람이다. 그렇게 이해한다. 이해하려고 노력한다.

구부리면 병난다

다음 그림에서 보다시피 척추(등뼈)는 많은 생명선을 거느리고 있다. 척추 마디마디에서 갈라져 나온 신경은 온몸으로 흩어져 사

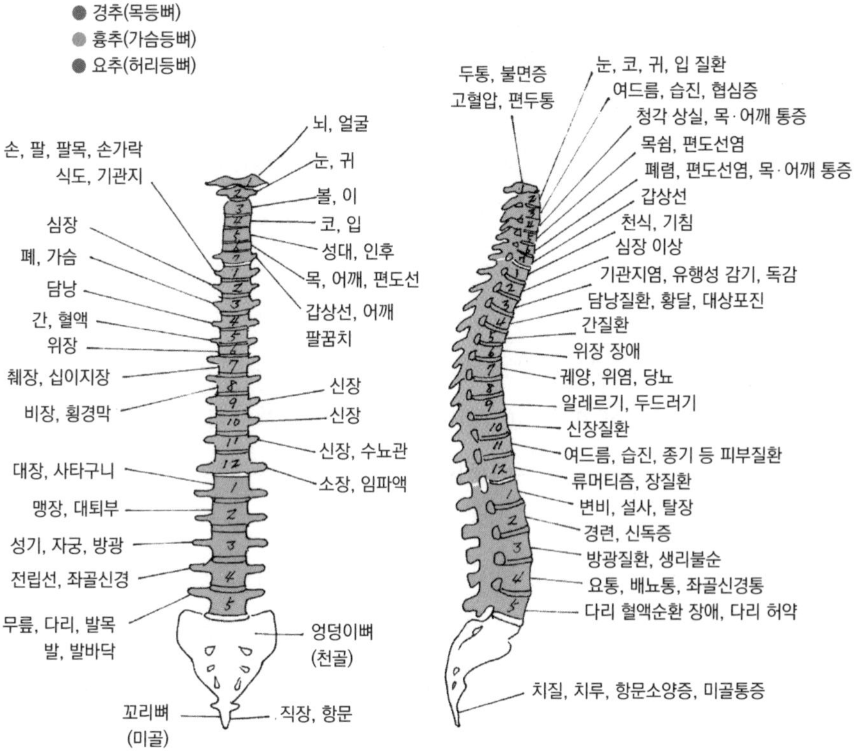

주의

이 그림은 허리를 바로 세우는 것이 왜 중요한지를 보여주기 위한 것일 뿐. 꼭 어느 마디 신경만 어떤 기관이나 증상과 연관되는 것은 아니다. 대강 그러하다는 것 정도로 받아들이기 바란다.

람의 생명 활동을 가능하게 한다. 폐로 가는 신경은 호흡을 가능하게 하고, 심장으로 가는 신경은 심장을 뛰게 하고, 위로 가는 신경은 소화를 시킨다. 척추가 무너져 어떤 신경이 눌리면 그 신경과 연결된 기관이 제 기능을 발휘할 수 없게 된다. 폐로 가는 신경이 눌리면 숨쉬기가 어려워지고, 심장으로 가는 신경이 눌리면 심장병이 생긴다.

병에 걸리지 않으려면 척추가 바로 서야 함은 자명하다. 이왕 병에 걸린 사람이 병을 고치려면 무너진 척추부터 바로 세워야 한다. 척추를 바로 세우려면 허리를 세우고 살아야 한다. 앉으나 서나 허리를 바로 세우고 생활해야 한다.

이 간단한 이치를 못 알아듣고 딴소리하는 사람들, 이해는 하는데 속은 불편하다. 가슴이 답답해진다. 마음공부는 끝이 없다.

24. 체했을 때

〈밥과몸〉 공부를 한 지 얼마 되지 않았을 때다. 제주도 단체 여행 중 어느 식당에서 일어난 일이다. 식사를 하는데 옆자리에서 갑자기 다급한 소리가 났다.

"어머나, 어머나, 이를 어째!"

뭔 일인가 싶어 옆을 돌아보니 옆자리에서 식사하던 일행 중 한 명이 앞으로 고꾸라질 듯한 자세로 상을 짚고 앉았고, 같이 식사를 하던 사람들은 갑작스러운 사태에 어찌할 바 몰라 했다. 식당 안 사람들의 시선이 모두 한곳으로 집중됐다. 아픈 사람을 눈여겨보니 얼굴이 하얬다. 얼굴이 백지장같이 되어 괴로운 표정을 하고 있었다. 식사하다가 갑자기 가슴이 답답해져 숨이 막히고 속이 뒤틀린 것이다. 잠깐 망설이다가 용기를 내어 숟가락을 내려놓고 앞으로 나섰다.

"제가 좀 봐도 되겠습니까?"

누군가에게 허락을 구하듯이 말을 해 놓고는 환자의 옆에 자리를 잡았다. 환자는 30대 중반의 여자였는데 숨이 막혀서 이미 반쯤 혼이 나간 듯싶었다. 환자의 윗몸을 일으켜 세워 자리에 바로

앉힌 다음 환자의 빗장뼈 밑에 왼손바닥을 대고 오른손 주먹을 말아 쥐었다. 그리고는 배운 대로 주먹으로 흉추 2, 3번 부위를 두어 번 세게 두드렸다. 환자는 크게 숨을 두어 번 들이쉬고 내쉰 뒤 정상으로 돌아왔다. 상황 종료. 환자의 감사 인사를 받고, 여행은 계속되었다.

교장 패는 돌팔이

또 한 번은 시골 학교 교장선생이 부부 동반하여 찾아왔다. 교장선생이 한 달 보름 전쯤부터 체기가 있어 이 병원 저 병원 다니며 처방을 받았는데 도무지 낫지를 않는다는 것이었다. 어디 가서는 목구멍으로 고깃덩어린지 뭔지를 끄집어냈는데도 증상은 여전하다는 것이었다.

환자를 바로 앉게 한 다음, 한 손으로 가슴을 누르고 또 한 손은 주먹을 만들어 교장선생의 등을 두드려 팼다. 돌팔이가 할 수 있는 일은 그 정도. 체기는 사라지고 교장선생 부부는 너무너무 감사하다며 돌아갔다.

신경 틔우기

앞의 경우는 급체고 뒤의 경우는 만성이 될 뻔한 것을 물리친 경우다. 음식을 먹다가 또는 먹고 나서 숨이 막힌다, 머리가 아프다, 어지럽다, 토할 것 같다, 상복부가 답답하다, 속이 뒤틀린다, 하면 일단 위로 가는 신경에 이상이 생긴 것으로 보면 된다. 위로 가는 신경이 약해지거나 꺼진 것이다. 전기로 돌아가던 기계가 갑자기 전기가 나가는 바람에 멈춰 선 것처럼 위가 고장이나 작동할 수 없게 된 것이다. 그럴 때는 구부린 몸을 펴서 약해진 신경을 틔운다. 등을 두드려서 전기를 넣는다. 이것이 〈밥과몸〉이 병을 고치는 원리다.

의학은 과학인가

현대인들은 무엇이든지 '과학적'이라는 수식어를 붙이면 믿는다. 과학은 인과관계를 따지는 학문이다. 어떤 현상이 어떤 원인에 의한 것인지를 따지는 학문이다. 사람들은 의학을 과학이라고 생각한다. 과연 그럴까? 당장이라도 여러분이 들은 적 있는 병 이름을 누리그물(인터넷)에 집어넣고 알아보시라. 의학이 수많은 병중에 정확한 원인을 알고 있는 게 몇 가지나 되는지. 대부분 "정확한 원인은 알 수가 없으나" 하는 문구로 채워져 있다. 원인은 모르지만, 치료는 한다. 현대의학은 병의 원인을 정확히 알아서 치료하기보다 확률로 대응한다. 병원치료는 확률싸움이다. 이래 보고 저래 보고 안 되면 떼고. 위로 가는 신경을 틔워주면 될 일도 피 뽑고 사진기 돌리고, 약 먹이고……. 그런데도 병원은 지존의 자리를 누린다. 병원치료를 하다가 죽거나 다치기도 하지만 어쨌거나 살아남는 사람이 훨씬 많으니까.

현대의학이 과학인가? 글쎄다. 돌팔이는 믿음이 약하다.

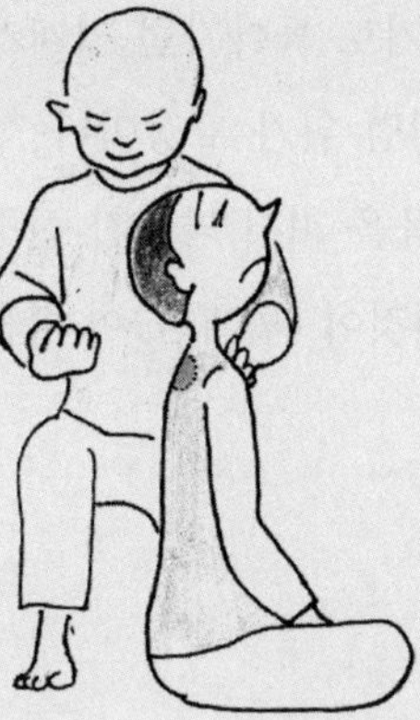

1. 환자는 허리 세우고, 가슴 펴고, 고개 들고 앉는다.
2. 도움을 주는 사람은 그림과 같이 환자 옆에 앉아서 한 손은 환자의 가슴을 받치고 다른 한 손은 주먹을 말아 쥔 다음
3. 주먹 살 부분으로 환자의 흉추 2, 3번(목 아래 부분)을 두세 차례 세게 두드려 준다.

체했을 때

주의

1. 가슴 위쪽에 한 손을 받쳐서 가슴이 앞으로 퉁기지 않게 한다.
2. 상대에 따라 치는 강도를 달리한다. 어린이는 약하게.
3. 환자는 허리 세우고 고개 들고.
4. 두드린 후 숨 크게 들이쉬고 내쉬도록 한다.

25. 요실금

절박성 요실금은 갑자기 소변이 마려운 느낌이 있고 화장실에 가는 도중이나 미처 속옷을 내리기도 전에 소변이 흘러나오는 경우로 방광에 소변이 충분히 차지도 않은 상태에서 방광이 저절로 수축하여 발생한다. 주로 뇌졸중, 척추 손상, 파킨슨병, 다발성 경화증 등 방광과 요도를 지배하는 대뇌, 척수 그리고 말초 신경을 침범하는 신경 질환으로 인해 발생하며 급성 방광염, 전립선비대증에서도 나타난다.(출처-네이버 지식백과)

길을 걷다가, 차를 타고 가다가 갑자기 소변이 마려우면 참 난감하다. 그래서 사람들은 이동하기 전에 화장실부터 찾는다. 준비를 잘 하는 사람은 소변이 마렵지 않아도 화장실에 가서 오줌보를 완전히 비운다. 걸어 다니는 시간이 많고 도시화가 덜 되었을 때는 길을 나서 이동할 때에 이렇게까지 할 필요가 없었다. 특히 남자들은 소변이 마려우면 어디든지 바지춤을 내리고 볼일을 볼 수 있어 그다지 큰 걱정거리가 아니었다. 그러나 지금은 다르다. 길을 가다가 화장실을 이용하기도 쉽지 않고, 차를 타고 가다가 중간에 볼일을 보는 것도 만만치 않다. 어쩌다 한 번 있는 일이야 어떻게든 넘기고 산다. 그런데 같은 일이 반복되면, 그것도 예측할 수 없이 일어나면 사람 환장한다. 요실금이 그렇다. 소변을 보려고 하지도 않는데 소변이 나온다! 기침하다 나오고 웃다가도 나온다. 공포다. 자존심이 무너진다.

안 해주는 걸까? 모르는 걸까?

이런 요실금에 대한 병원의 견해는 위와 같다. 뇌졸중, 척추손상, 파킨슨병……. 어쩌구저쩌구 하다가 신경 질환까지 원인일 수 있는 양 이야기한다. 정말 무섭다. 제발 그런 원인이 아닌, 덜 겁나는 원인은 없을까? 없다. 고치는 방법은? 역시 뚜렷한 방법이 없다. 한방에서는 한약 먹고 양방에서는 양약 먹으란다. 어느 병원에 가도 무너진 뼈에 관한 이야기는 없다. 어느 의사도 엉치뼈, 꼬리뼈와 요실금의 관계를 이야기하지 않는다. 엉치뼈, 꼬리뼈가 제 위치를 벗어나 있음을 이야기하지 않는다. 위장이 처져서 방광을 누르고 있음을 이야기하지 않는다. 왜 안 해주는 걸까? 모르는 걸까? 알 수 없다. 골반 안의 괄약근을 조여주는 운동이 좋다는 정도는 이야기해준다.

오줌이 마려운 이유

엉치뼈, 꼬리뼈는 골반 안의 장기와 연결된 신경이 나오는 곳이다. 꼬리뼈는 두덩뼈와 함께 골반 안 장기를 받쳐주는 (골반바닥)

근육이 붙어 있는 곳이다. 골반이 무너지면 엉치뼈, 꼬리뼈가 제 위치를 벗어나 신경의 흐름을 방해하고 골반 바닥근이 장기를 제대로 받쳐주지 못한다. 오줌보(방광) 조절이 잘 안 된다. 게다가 위장까지 아래로 처져서 오줌보를 누르면 오줌은 더욱 자주 마렵게 된다.

요실금을 해결하는 방법은 앞서 소개한 엉치봉운동 「17. 허리 통증, 엉치뼈 통증 벗어나기」를 기본으로 참조하면서 그 외 허리 바로 세우는 운동을 하는 것이다. 괄약근 운동도 할 수 있으면 하고. 엉치봉은 정확한 위치가 대단히 중요하다. 그림만으로 충분치 않은 분은 블로그 〈통증보감〉에 있는 〈밥과몸〉 보급하는 곳에 알아보시기를 바란다.

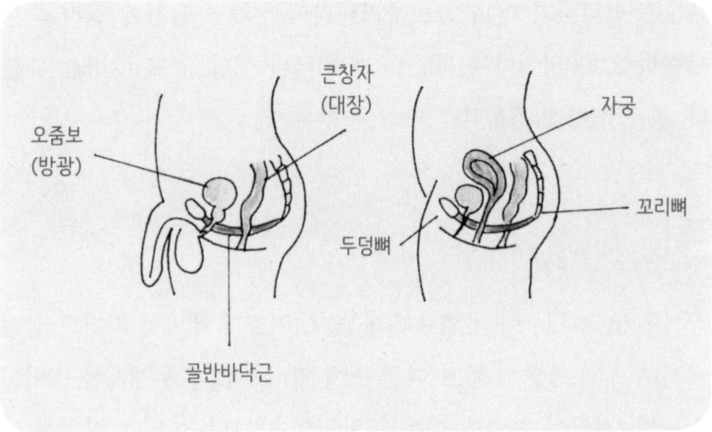

골반 안 기관

26. 면역력 키우는 법

신문이고 방송이고 신종 코로나로 난리가 났다. 여기에 사회적 관계망서비스(SNS)까지 가세하여 사람들의 불안감을 부추기고 있다. 마스크, 소독제가 불티나게 팔리고 제약사 주가도 올랐다 한다. 사람들은 옆에서 기침 소리만 나도 깜짝 놀라고 눈이 사시가 된다. 기침한 사람은 큰 죄라도 지은 양 눈을 내리깐다.

신종 코로나가 아니라도 우리나라에서 매년 독감에 걸려 죽는 사람만 2,000명이나 된다는데 왜 이러나 싶다. 공포로 병을 부른다. 공포로 병을 키운다.

치료제가 없는데 낫는다

신종 코로나는 아직 치료제가 없다. 치료라 해봐야 격리한 상태에서 수액제(영양제) 주고 다른 병에 걸리지 않게 항생제를 먹이는 정도다. 시간이 흐르면 대부분 자연히 낫는다. 어떻게 자연히 낫는가? 우리 몸이 가진 자연치유력 때문이다. 자연치유력이란 우리 몸이 뭔가 잘못되어 비정상상태가 되었을 때 정상으로 되돌려 놓는 힘이다. 감기에 걸려 기침을 하거나 몸에 열이 나는 것은 그 자연치유력으로 우리 몸이 몸을 원래 상태로 되돌리려는 노력이다. 그 자체가 나쁜 것은 아니다. 그리고 이 힘을 뒷받침하는 것이 면역력이다.

건강하다는 것은

사람들이 겁을 내는 병원균은 어디에나 있다. 공기 중에도 몸 안에도 병원균은 늘 있다. 건강하다는 것은 몸에 병원균이 없다는 것이 아니라 병원균을 잡아먹는 힘—면역력—이 세서 병원균이 힘을 쓰지 못하는 상태라는 말이다.

가슴을 활짝 펴야

어떻게 해야 건강할 수 있을까? 면역력을 키울 수 있을까? 신종 바이러스를 이길 수 있을까?

손 씻고, 마스크 쓰고? 김치 먹고, 마늘 먹고?

여러 번 이야기하였듯이 면역력을 키우려면 허리 세우고, 가슴 펴고, 고개 들어야 한다. 구부정한 몸은 병을 부른다. 면역력을 떨어뜨린다. 어깨 속에 고개를 파묻고 다니면 감기에 걸린다. 웅크리고 있는 한 감기에서 못 벗어난다. 마스크는 바이러스의 침투를 막을 수 없다. 바이러스까지 막으려면 숨을 쉴 수 없다. 마스크는 바이러스가 섞여 있는 침과 같은 이물질을 막는 것이다. 바이러스를 이기려면 산소를 충분히 들이마셔야 한다. 가슴을 활짝 펴고 숨을 깊이 들이쉬어야 한다. 추위와 공포로 움츠러드는 몸을 펴야 한다.

앞서 「16, 20. 감기 벗어나기」 편에서도 말했듯이 감기가 열흘 이상 계속되고 병원에 다니고 약을 먹어도 소용이 없다면, 몸이 심하게 틀어져 굳은 것이다. 그런 사람은 몸을 잘 아는 사람의 도움을 받아야 한다. 얼마 전에도 감기를 몇 달째 달고 다니는 환자를 만났다. 감기가 몇 달 끄니 사람이 영 말이 아니었다. 마스크부터 벗으라고 했다. 어쩔 수 없이 많은 사람 속에 있을 때는 끼더라도 가능하면 벗고 지내라고 했다. 물론 그럴 필요도 곧 없어졌지만.

공포심이 병을 부른다

마스크 쓰고, 손 씻으라는 말밖에 하지 못하는 사람들, 언제라야 자연치유력의 위대함을 알까? 허리세움의 중요성을 알까? 비싼 마스크 찾아 쓰고 면역력 강화제 찾아다니는 사람들은 언제쯤 자기 몸 안에 가장 강력한 면역력 강화제가 있음을 알까?

전염병에 대한 공포로 사람들이 떨고 있다. 너나없이 혹시라도 병에 걸릴까 봐 노심초사하며 지내고 있다. 어쩌면 사람들이 진정 두려운 것은 병이 아니라 병에 걸려 사회로부터 격리되는 것이다. 다른 사람들한테서 듣게 될 비난이다. 소외와 차별이다. 공포심은 몸을 움츠러들게 한다. 움츠러든 몸은 굳는다. 굳으면 신경이 약해지고 혈액순환이 안 된다. 병이 든다.

사람들을 병들지 않게 하려고 공포를 조장하는 행위가 사람을 병들게 하기도 한다. 그래서 지나치게 공포심을 갖거나 조장하지 않아야겠는데, 그게 어렵다. 특히 사람들을 자극해서 먹고사는 언론, 언론인에게 전염병은 호재다. 언론의 공포 마케팅에도 면역력이 필요하다.

고개 들고 가슴을 펴자. 깊이 숨을 들이쉬고 내쉬어보자. 공포심이 한결 가실 것이다.

27. 턱관절 이상

"음식을 씹을 때 입에서 소리가 나요."

"입이 잘 안 벌려져요."

"턱이 아파서 씹기가 어려워요."

"머리가 아파요."

"얼굴이 삐뚤어졌어요."

수술하기 전에

턱관절이 제자리를 벗어났을 때 보이는 증상들이다. 이 밖에도 턱관절이 제대로 물려 있지 않으면 목덜미가 당기거나 두통, 어지럼증이 생기기도 한다. 턱이 앞으로 빠져 윗니와 아랫니가 부딪혀 입을 다물기 어려운 경우도 있다. 이럴 때도 사람들은 병원에 가서 원인을 찾고 치료를 받는다. 각종 검사를 받고 약을 먹고, 의사의 취향이나 병원의 특성에 따른 치료를 받는다. 이런 경우 병원 치료 중에 제일 안 좋은 방법이 턱을 잘라내는 이른바 양악수술이다. 아래턱 위턱이 안 맞아서 생기는 증상이라 해서 아예 턱을 잘라내는 것이다. 무지막지하다.

병은 병원에서 치료해야 한다는 역사적 사명을 타고 나신 분은 병원에 가야 한다. 단, 잘 골라서 가야 한다. 어느 병원에 아는 사람이 있다 해서, 가까운 누가 있다 해서 몸을 맡길 것이 아니다. 유명한 병원, 유명한 의사라고 해도 실력이 좋아서 유명한지, 홍보를 잘 해서 유명한지 구별하기 쉽지 않다. 전공이 같은 의사도 진료경험이나 지식과 기술의 정도가 다 다르다. 자기 분야를 계속해서 공부하는 의사가 있을 것이고, 그렇지 않은 의사도 있을 것이다. 의사가 새로운 지식이나 기술 습득에 소홀하면 환자에게 안 먹여야 할 약을 먹이거나 안 해도 되는 수술을 해서 환자에게 본의 아니게 피해를 줄 수 있다.

병원에서 턱관절 수술을 권하면 수술하기 전에 수술을 안 하고 고쳐줄 수 있다는 병원을 찾아보기 바란다.

선지자가 고향에서 환영받지 못하는 이유

세상도 변하고 사람도 변한다. 십 년, 이십 년 전의 필자를 기억하시는 분은 "애개, 그 사람이 뭘 안다고." 할 수 있다. 사람은 자꾸 변한다. 자기가 변해서 남이 변하기도 하고 남이 변해서 자기가 변하기도 한다. '선지자가 고향에서는 환영받지 못한다'는 말이 있다. 그럴 수 있는 것이 고향 사람들은 선지자도 어릴 적에는 그저 그런 아이였던 것으로 기억하기 때문이다.

남의 몸에 관해 이야기하고자 하는 사람은 끊임없이 자기계발을 해야 한다. 이번에는 앞에서 말한 여러 증상을 병원 안 가고 고치고 싶은 사람을 위한 방법을 소개하겠다.

위의 증상들은 대개 턱관절 한쪽이나 양쪽이 빠져서 나타나는 증상이다. 그러므로 빠진 턱을 밀어 넣어주면 된다. 자기가 스스로 고치는 방법은 먼저 턱관절과 그 주변 근육을 손가락으로 눌러서 풀어준다. 엄청 아플 것이다. 많이 굳어 있을 테니까. 아파도 쉬엄쉬엄 계속한다. 그렇게 굳은 근육을 푸는 것이다. 그러는 한편 그림처럼 턱을 괴고 앉아 턱을 살짝 들어 올렸다 내리찧기를 반복한다. 툭툭 쳐넣는 것이다. 또한, 자주 이를 꽉꽉 앙다물어 턱이 제자리 잡도록 한다. 단단한 것은 당분간 씹지 않도록 한다.

턱이 앞으로 처진 주걱턱이나 턱이 말려 들어간 무턱을 고치는 방법은 보다 상세한 설명이 필요하다. 천상 다음 기회로 넘긴다.

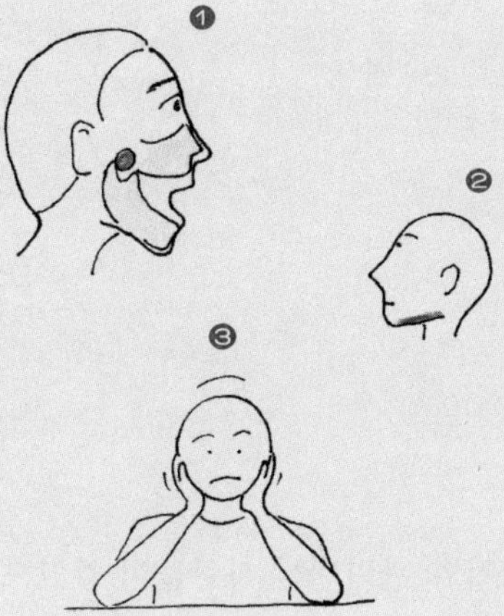

1. 그림❶처럼
   입을 벌렸다 닫았다
   해보며 악관절을
   찾는다. 그 부분을
   손가락으로 세게
   눌러서 풀어준다.
2. 그림❷의 턱선
   부분을 그림❸처럼
   양손으로 쳐올리되
   손은 고정하고 머리만
   들었다 놓았다 한다.

턱관절 교정법

주의

도리도리운동을 병행하도록 한다. 「4. 뇌졸중 치매 예방법」 참고.

28. 격리되었을 때 이런 운동을

앞서 두어 편의 글에서 감기와 관련해서 사람들이 알았으면 하는 이야기를 했다.

다시 말하지만, 감기에 대해 지금과 같은 대응 방식은 근본적이지도 않을뿐더러 한계가 명백하다. 환자가 백 명, 천 명 단위일 때는 지금처럼 병원치료 중심으로 대응 가능할지 모르나 만 단위를 넘어서면 감당이 안 될 것이다. 안 할 말로 병이 '대유행'을 하면 환자를 수용할 병실도 병실이지만 돌봐줄 사람도 없다. 의사도 간호사도 절대 부족하다. 그야말로 속수무책이 된다. 마땅한 치료약도 없는 상태에서 환자를 돌봐줄 시설이나 인력이 없으면 어떤 사태가 벌어질까? 그렇지 않아도 생각이 있는지 없는지 의심스러운 사람들이 거리를 돌아다니며 온갖 흉흉한 이야기를 만들어내는 세상에 그런 상황은 생각하기도 싫다.

원리를 알면 병이 두렵지 않다

앞에서도 말했지만 감기도 다른 병과 마찬가지로 우리 몸의 면역력이 떨어졌을 때 걸린다. 면역력이 떨어지는 것은 몸이 틀어지고 굳어서다. 몸이 틀어지고 굳으면 근육 속을 흐르는 신경이 약해져 신경과 연결된 면역기관이 제 기능을 발휘할 수 없게 된다. 나이 든 사람들이 병에 잘 걸리는 것은 이 때문이다. 뼈와 근육이 약해서 쉽게 틀어지고 굳기 때문이다. 이 원리를 이해하면 감기를 예방하고 치료할 수 있다. 감기를 두려워하지 않아도 된다.

이런 경우에는 이렇게

이번에는 사람들이 자의든 타의든 격리된 생활을 할 때를 가정하고 사람들이 할 수 있는, 해야 하는 운동방법을 소개한다.

첫째, 도리도리운동을 자주 해서 목을 풀어준다. 「23. 왜 아픈지 모르는 사람에게」 편에서 이야기했듯이 목뼈 사이에서 나오는 신경을 틔워야 눈, 코, 귀, 입, 기관지가 제 기능을 발휘한다. 도리도리운동은 「4. 뇌졸중 치매 예방법」을 참고하기 바란다.

둘째, 등뼈를 자주 흔들어준다. 「23. 왜 아픈지 모르는 사람에게」 편의 그림에서 보다시피 폐, 가슴, 심장으로 가는 신경이 흉추에서 나오기 때문이다. 그 외 주요 장기로 가는 신경도 등뼈 사이에서 나오므로 등뼈를 바로잡아야 한다. 누워서, 앉아서, 서서, 수시로 몸을 흔들어준다. 동작은 여러 가지가 있다. 그림을 참조하기 바란다.(예: 「22. 운동에 대한 오해와 편견」의 개구리춤)

셋째, 앉아서 또는 서서 손을 뒤로 해서 깍지 끼고 쭉 뻗어서 가슴을 펴고 고개를 들고 양 날개뼈로 등뼈를 조인다. 그 자세로 서서 제자리걸음을 10~20분 한다. 횟수는 하루 1~2회도 좋고 더 많아도 상관없다. 「8. 바르게 걷는 법」 참고.

체온계나, 혈압계 같은 것을 갖추어 놓고 시시각각 재보는 일이 없도록 한다. 정신건강에 해롭다. 공포와 불안은 사람을 긴장케 해서 몸을 굳게 한다. 감기 관련 소식을 시시각각 듣기보다 하던 일에 집중한다. 가능하면 기분을 좋게 한다. 노래를 흥얼거리는 것도 좋다. 감기에 대해 더 궁금한 것은 앞의 감기 편을 참고하도록 한다.

29. 돌팔이의 감기 예방 수칙

감기 예방 수칙이 쏟아진다. 마스크를 써라, 손을 씻어라, 외출할 때는 어떻게 하고, 자가 격리할 때는 뭘 또 어떻게 하라는 둥. 여기에다 단톡방 같은 사회관계망에는 별별 비책이 돌아다닌다. 뭘 먹으면 좋다, 뭘 바르면 좋다, 뭘 준비해 놓아라…….

다 좋다. 그렇게 해서 마음에 위안이 된다면 나쁘지 않다. 아무 대책 없이 시간을 보내는 것보다 낫겠지 싶다. 그런데 이런 세상을 보고 있는 시골 농부는 마음이 편치 않다. 안타까움과 서글픔을 넘어 무력감을 느낀다.

이 무슨 음모론

왜 그 많은 수칙 중 가슴 펴고 고개 들라는 말은 없는가? 그 많은 비책 중에 굽은 등 펴라는 말은 없는가? 병을 예방하고 치료하기 위해서는 면역력을 강화해야 하는 것이 기본 아닌가? 그리고 가장 강력한 면역제는 우리 몸 안에 있다는 것 또한 상식 아닌가? 그런데 왜 내 몸 안에 있는 면역력에 대한 말은 없고 알코올이니 마스크 이야기만 하는가? 알 만한 사람들이 비타민이니 약 타령만 하고 있는가? 몰라서 그러나 알고도 그러나? 이 또한 무슨 음모인가? 사람들에게 진짜 면역력을 강화하는 방법은 알리지 말자고 다들 약속이라도 했는가?

산다는 것은

운동을 보급하면서 느끼는 어려움 중 가장 큰 어려움이 자신을 달래는 일이다. 흔히 하는 말로 자신과 싸움이다. 이 점은 누구나 마찬가지다. 정치하는 사람은 그 사람 나름의 어려움이 있고, 종교인은 종교인대로 어려움이 있다. 사람은 누구나 어려움을 겪으며 산다. 산다는 것 자체가 어려운 일이다. 그래서 불가에서는 일찍이 인생을 '고(苦)'라 했다. 말 그대로 인생은 괴로운 것이다. 사람들은 한평생 이 괴로움을 벗어나기 위해 애를 쓴다. 괴로움을 벗어나 편안한 상태로 행복해지기 위해 용을 쓴다. 공부하고 돈을 벌고 결혼을 하고 자식을 낳아 기르는 이 모든 것이 따지고 보면 행복해지기 위한 노력이다. 그런데 어느 것 하나 힘들지 않은 것이 없다. 공부하는 것도, 돈을 버는 것도 쉬운 일이 아니다. 결혼하면 행복할까 싶어 결혼을 하지만 그것도 답이 아니다. 자식을 낳아 기르면 달라질까 싶지만 바라는 행복은 역시 멀리 있다. 잠시 잠깐 위로가 되고 기쁨을 주기는 하지만, 그 잠시 잠깐의 위로와 기쁨을 얻기 위해서 무한한 인내와 수고를 감수해야 한다. 이렇게 괴로움에서 벗어나기 위해 또 다른 괴로움을 불러들이는 것이 인생이다. 행복해지기 위해 괴로워해야 하는 것이 삶이다. 어찌 생각하면 참 부질없고 어리석은 짓이다. 결국은 '무(無)' 하고 '공(空)' 한 것을. 석가가 길을 나선 까닭이다.

원수가 안 되려면

운동을 보급하는 사람들이 맨 처음 부딪히는 문제가 가족을 설득하는 것이다. 종교인들은 잘 알 것이다. 불신자를 믿게 하는 것. 그것도 가족을 믿는 자로 만드는 게 얼마나 힘든지. 운동도 그러하다. 운동의 효과를 알면 가장 가까운 사람부터 운동을 하도록 하고 싶은 것이 인지상정이다. 그런데 뜻대로 안 된다. 내 가족이지 내 몸이 아니다. 내 몸도 안 하던 것 하려면 쉽지 않은데 남의 몸이 순순히 내 말을 들을 리 없다. 가르치고 싶은 사람이야 "이 좋은 운동을" 하지만 배워야 할 사람은 "좋으면 니 해라"다. 가르치고 싶은 사람은 안타깝다. 짜증이 난다. 사람이 미워진다.

원수는 가까운 사이에 만들어진다. 멀리 있는 사람이야 안 보면 그뿐이라 원수 될 일이 거의 없다. 그러나 가까운 사람은 보기 싫어도 봐야 하니 안 보는 방법은 원수가 되는 것이다.

이처럼 운동을 보급하는 일도 예사로운 일이 아니다. 한 사람 한 사람, 운동하는 사람이 늘어가는 즐거움을 느끼려면 괴로움이 따른다. 안타까움도 있다. 그걸 당연하게 생각해야 한다. 허리 세우고 가슴 펼 생각은 안 하고 없는 마스크 찾고, 돈 드는 약물이나 찾아다니면 그렇거니 해야 한다. 인생이란 게 그런 거니까.

돌팔이의 감기 예방수칙

믿거나 말거나, 듣거나 말거나, 운동을 모르는 사람들도 할 수 있는 수칙을 만들어본다. 돈 없어도, 별다른 의학지식 없어도 할 수 있다.

"허리 세우세요."

"웅크리지 말고 가슴 쫙 펴세요."

"깊은 호흡 자주 하세요."

"몸통을 자주 흔들어 등뼈를 부드럽게 하세요."

"자주 몸을 뒤로 젖히세요."

"(미지근한) 소금물로 입안이나 목구멍을 헹구세요. 코 안도 헹구고."

"마스크는 상황에 따라 쓰세요."

감기 안 걸리겠다고 굶어 죽는 방식

감기 대응방법을 바꿔야 한다. 감기에 걸리지 않는 노력과 함께 감기와 함께 생활하는 방법을 찾아야 한다. 감기 안 걸리겠다고 굶어 죽어서야 되겠는가!

● 아플 수도 죽을 수도 없는 몸

"나는 아플 수가 없어요. 죽을 수도 없어요. 병원엘 가더라도 아무도 몰래 가야 해요."

사람들에게 우스개로 하는 말이다.

나름대로 건강하게 사는 법에 대해 아는 체하다 보니 어느새 자신도 모르게 사람들의 시험에 들게 되었다. 만약 필자가 아프면, 사람들은 "운동해도 별수 없네.", "음식 가려 먹어도 소용없네."라고 할 것이다. 너무 뻔한 상황이다. 운동을 배우던 사람들도 힘이 빠질 것이다. 그렇게 크고 작은 기적(?)을 직접 경험하고 보고 들었음에도 다 잊어버릴 것이다. 머리가 깨지는 고통에서 벗어난 사람, 못 쓰던 팔을 쓰게 된 사람, 걷지 못하다 걷게 된 사람, 모두 자기가 어떻게 해서 병고에서 벗어났는지 새삼 의심할 것이다. 지금도 운동 흉내만 내다가 흥미를 잃고 돌아서는 사람이 적지 않은데, 오죽하겠는가. 세상인심이 그러하니 어쨌든 안 아파야 하고, 아프더라도 티를 내서는 안 된다.

주위 사람들에게 이렇게 말한다. "죽어도 죽었다고 알리지 마라.

어디 멀리 갔다고 해라. 멀리 간 것은 사실이니까. 하하하"

병원에 대한 맹신

사람들은 병에 관한 한 중세시대에 살고 있다. 드론을 날리고 자율주행차를 만들지만 자기 몸에 대해서는 너무 모른다. 아프면 병원이다. 아프면 의사만 찾는다. 의사가 신이고 병원은 그 신을 모신 신전이다. 누우라면 눕고, 엉덩이를 까라면 깐다. 머리를 깨든, 배를 가르든 순순히 몸을 맡긴다. 얼마나 많은 사람이 병 고치려 병원 갔다가 또 다른 병을 얻거나 죽어 나가는지는 관심 없다. 한 해 몇천 건의 의료분쟁도 남의 일이다. '의료사고 사망자 교통사고 3배' 정보도 사람들에게는 지나가는 바람 소리다.

필자도 친구, 친지를 비롯하여 여러 명을 병원에서 보낸 바 있다. 그들 대부분 걸어 들어가서 누워서 나왔다. 누구는 간단한 검사를 받다가, 또 누구는 수술을 받다가 영영 돌아오지 못할 길을 떠났다. 역사는 살아남은 자의 기록이라 하는데 병원의 역사가 그러하다. 병원에서 다치거나 죽는 사람은 애초에 없었던 사람이다. 사람들은 병원에서 죽거나 다치는 것은 너무나 당연하게 생각한다. 그러나 아픈데 병원 안 가고 자기만의 방식으로 치료를 하다가 사고가 나면 온 세상이 뒤집힌다. 자기 일이 아닌데도 자기 일같이 생각한다. 병이 나면 병원에 가야지, 왜 돼먹지도 않는 짓을 하다가 사고를 치냐고 성토를 한다. 놀라운 공동체 의식이다.

현대의학도 완전한 것이 아니다

각 나라나 민족은 나름대로 오랜 세월에 걸쳐 검증된 치료법이 있다. 주술이든, 약초든, 침이든, 뜸이든, 마사지든 그 나름의 효험이 있어서 유용하게 쓰여왔다. 그런 것을 뭉뚱그려 대체의학이라고 한다. 그 대체의학의 한계도 문제점도 분명히 있다. 그렇다고 그 모든 것을 부정하고 오로지 화학약품과 수술(시술이든)만이 능사라고 하는 것은 대단히 위험한 사고방식이다. 현대의학도 끊임없이 진화하는 과정에 있다. 완성된 것이 아니다. 어제까지 좋다고 한 약이 오늘 해롭다고 판매를 중단하기도 한다. 병원에만 가면 다 낫는 것도 아니다. 때로는 안 해도 될 수술을 해서 사람을 평생 고통에 빠뜨리기도 하는 것이 현대의학이다.

앞서도 여러 번 이야기했지만, 현대의학의 치료라고 하는 것은 대체로 병의 근본 원인을 제거하는 것이 아니고 나타난 증상만 잠재우는 것이다. "원인은 정확히 모르지만" 독한 약물을 이용하거나 아니면 칼로 이상이 있는 부분을 들어내어 눈에 안 보이게 하는 것이다. 용케 증상이 사라지면 병이 나았다고 한다. 병을 일으키는 근본 원인은 여전히 모른 채. 그런데도 '과학적'이라는 수식어를 붙이고 대체의학은 '비과학적'이라 믿어서 안 된다 한다. 현대의학의 본산이라고 하는 유럽이나 미국에서도 인정하는 대체의학이 유독 이 나라에서는 위험시된다. 의료산업계의 힘이 너무 크다. 의료산업을 지배하는 자본의 힘이 너무 세기 때문이다.

이 어둠을 깨자면

갈수록 강화되는 현대의학 위주의 보건의료체계나 커가는 관련 산업을 보면 불안하다. 의료산업을 미래의 성장 동력으로 삼겠다는 정부의 말이 섬뜩하게 다가온다. 사람들을 병 · 의원이나 관련 산업의 먹을거리로 만들겠다는 말이다. 국민을 대표한다는 국회는 의료산업계, 보험업계가 개인정보를 이용하기 쉽도록 법을 고쳤다. 재벌 앞에는 여야 구분 없다. 대부분의 국민은 이런 문제에 관심 없다. 국민에게 이런 사실을 알리고 여론을 불러일으켜야 할 언론은 모르쇠 한다. 기업이 던져주는 모이를 먹고 사니까.

사람들이 생각 없이 자기 몸을 병원의 먹을거리로 던지는 현실이 예사롭지 않다. 이 어둠을 깨자면 아플 수도 죽을 수도 없다. 하하.

30. 운동 중의 운동으로 위기를 넘기자

운동하는 사람들이 알아야 할 것이 모든 운동은 그 나름의 쓰임새와 장점이 있지만, 나름대로 크고 작은 문제점도 안고 있다는 것이다. 예컨대 축구나 야구가 재미있고 건강에 도움이 되지만 다리가 부러지거나 팔이 빠질 위험이 있고, 골프나 테니스가 좋다 하나 그 역시 허리를 다치거나 어깨를 상할 위험이 있다.

약물도 마찬가지다. 같은 약물도 그야말로 약이 되기도 하지만 독이 되기도 한다. 몸에 좋다고 해서 한 가지 약물을 장기 복용하면 어느 순간부터는 약이 아닌 독이 된다.

운동 중의 운동

〈밥과몸〉의 운동은 운동 중의 운동이다. 축구를 하든 골프를 치든 누구나 해야 하는 운동이다. 몸에 좋다고 하는 축구도 골프도 자칫 뼈를 틀어지게 하고 근육을 굳힌다. 틀어진 뼈, 굳은 근육은 병을 부른다. 그러므로 어떤 운동을 하든 운동을 하기 전후에 뼈를 바로잡고 근육을 풀어줄 운동을 할 필요가 있다. 〈밥과몸〉에서 소개하는 운동이 그런 운동이다. 그래서 〈밥과몸〉 운동을 모든 운동의 기본운동이라고 하는 것이다. 필자는 하루속히 이 운동이 한국뿐 아니라 북한에도 알려지고 중국, 일본은 물론 온 세계에 알려져 사람들이 함께 건강하게 살았으면 한다.

감기 안 걸리겠다고 굶어 죽을 것인가

요즘은 무엇보다 감기를 어떻게 이겨낼 것인가가 우리나라뿐 아니라 온 세상 사람들의 관심사가 되어 있다. 그런데 나라마다 내놓은 대책이란 게 한결같이 마스크 쓰고, 손 자주 씻고 돌아다니지 말고 '가만있어라'다. 많이 듣던 소리다. 가슴 아픈 소리다.

감기에 대한 대책마저 대책 없는 세계화다. 휴업, 격리, 봉쇄, 폐쇄, 사회적 거리두기, 다 좋다. 그런데 이런 식의 대응이 언제까지 가능할까? 불과 두어 달 만에 사람들의 일상이 깨지고 삶이 무너져 여기저기서 못 살겠다는 아우성이 터져 나올 정도로 우리 삶의 기반은 허술하다. 과자 한 봉지도 여러 나라에서 원료를 수입해서 만들 정도로 세계는 얽혀 있다. 어느 한 지역, 한 나라의 문제는 곧 다른 지역, 다른 나라 사람들의 삶에 어떤 식으로든 영향을 끼친다. 이런 점을 고려할 때 다행히 감기가 사그라진다 해도 사람들이 다시 원래 자리로 돌아가는 데 얼마만 한 시간이 필요할지 알 수 없다. 그날그날, 한 달 한 달, 겨우겨우 살아가는 사람들에게 이런 상황은 절망이다. 게다가 정황상 이번 한 번으로 끝날 일도 아니다. 앞으로 또 어떤 병이 어떤 모양, 어떤 이름으로 나타날지 모른다. 가령 코로나 20, 21 같은 것이 생겨나 일 년 열두 달 계속되면, 그때에도 각자 방에 들어앉아 바이러스가 제풀에 스러지기를 기다릴 것인가? 사회적 거리두기를 일 년 열두 달 계속할 것인가? 방역관계자들의 초인과 같은 노력에, 희생에만 의지할 것인가? 환자를 돌봐주는 의사, 간호사들마저 지쳐서 나가떨어지면 그때는 어떻게 할 것인가? 감기 안 걸리겠다고 휴업으로, 봉쇄로, 사회적 거리 두기로 굶어 죽을 것인가?

기후변화, 쓰레기, 방사능으로 오염된 바다, 고령화, 인구 감소 등 우리 삶을 근본부터 뒤흔드는 굵직굵직한 사안과 함께 세계화된 전염병 역시 우리 사는 방식에 반성을 촉구한다.

영상 보고 따라 하기

오늘은 〈밥과몸〉 운동 중 남녀노소 누구나 쉽게 할 수 있는 운동을 영상으로 보여드린다. 글과 그림으로 설명을 해도 말하는 사람이나 듣는 사람이나 아쉬움이 있다. 〈밥과몸〉의 여러 가지 운동 중 지금 이 시기 사람들이 전염병에 전전긍긍하는 때에 꼭 했으면 하는 운동을 추리고 추린 것이다.

병이 나면 병원밖에 답이 없다고 믿는 사람도 운동이 몸에 좋다는 것은 안다. 그리고 건강해지려면 면역력을 키워야 한다는 것도 안다. 그래서 이런저런 운동도 하고 약물도 먹는다. 좋다. 각자 하고 싶은 대로 하시라. 그런데 어떤 운동을 하고, 어떤 약물을 먹든지 간에 아래 사진과 동영상으로 보여주는 운동을 했으면 한다. 흉내만 내도 감기 예방과 치료에 도움이 된다.

동영상 참고
https://blog.naver.com/manse5885/221849650479

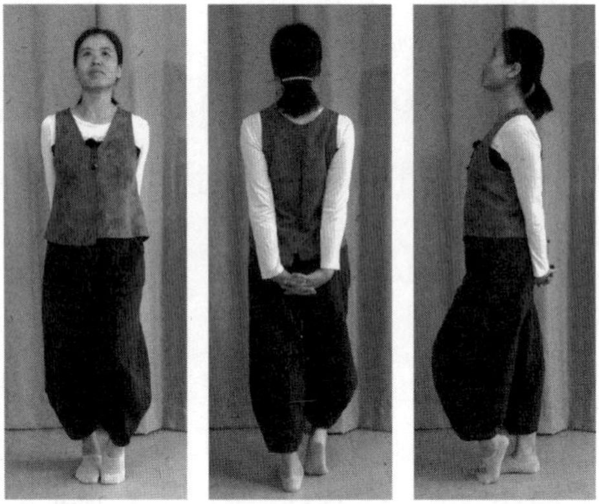

영상 1 걷기운동

영상 1처럼 턱을 살짝 치켜들고, 양손 뒤로 깍지 끼고 어깨를 뒤로 한껏 젖히고 걷는다. 가만히 있으라 할 때 가만히 있지 말고 영상처럼 걸어본다. 제자리걸음도 좋다. 5분도 좋고 10분도 좋다. 「26. 면역력 키우는 법」에서 말한 대로 면역력은 등뼈에서 나온다. 「9. 굽은 등을 펴야 없어지는 병」과 「23. 왜 아픈지 모르는 사람」에게 편에서도 말했듯이 병에 안 걸리려면, 또는 병에서 벗어나려면 등뼈를 바로 세워야 한다. 감기에 걸리지 않으려면, 감기를 물리치려면 고개 들고 가슴을 활짝 펴고 살아야 한다.

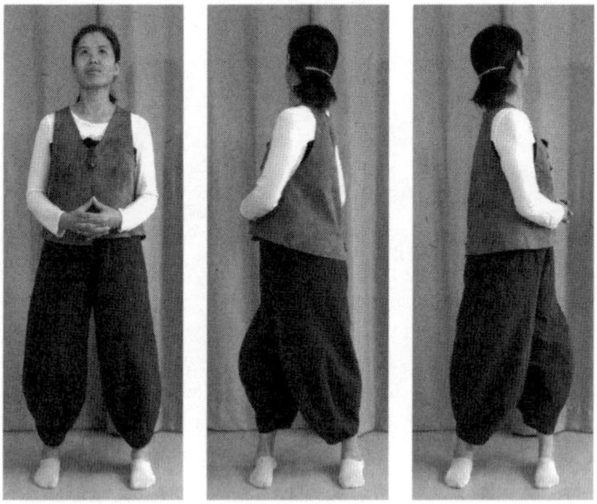

영상 2 온몸운동

영상 2처럼 양손 앞으로 깍지 끼고 좌우로 흔든다. 발은 어깨너비로 벌리고. 한 번 할 때마다 10회 정도 자주 하는 것이 좋다.

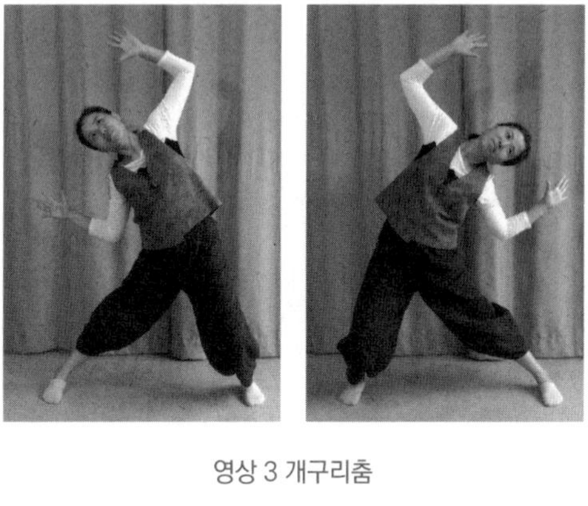

영상 3 개구리춤

영상 3. 이름이 뭣한데 <밥과몸>에서 쓰는 이름이다. 발을 어깨 너비 이상 벌리고 선 다음 영상처럼 흔든다. 고개 들고, 골반은 살짝 앞으로 내밀고 한다. 발은 11자가 되도록 하는 것이 좋다. 설명을 좀 더 많이 필요로 하나 흉내라도 내면 된다.

31. 고관절 이상

기초(基礎)

1. 사물이나 일 따위의 기본이 되는 것

2. 건물, 다리 따위와 같은 구조물의 무게를 받치기 위하여 만든 밑받침

(출처-국립국어원 표준국어대사전)

다리는 몸의 기초

기초가 중요하다는 것 모르는 사람 있을까. 공부할 때도 기초를 강조하고, 집을 지을 때도 기초부터 다진다. 심지어 화장할 때도 기초화장을 한다. 그러면 사람 몸에서 기초가 되는 것은 무엇일까? 두 다리다. 두 다리를 토대로 해서 골반이 앉고, 골반 위에 척추가 서고, 양팔이 달리고, 제일 위에는 머리가 자리한다.

다리가 하는 일은 몸통을 지탱하거나 이동시키는 것이다. 서고, 걷고, 뛰면서 생명 활동의 한 부분을 맡는다. 다리에 이상이 생기면 어떤 일이 생기나? 서거나 걷는 것이 어려워짐은 물론 앉아 있기도 어려워진다. 몸 전체가 무너진다. 골반이 틀어지고, 척추가 구부러

지고, 팔, 어깨의 이상은 물론 목과 머리통에도 이상이 온다. 기초가 부실한 집이 보이는 증상과 다를 바 없다. 기초가 부실하면 방바닥에 금이 가고, 기둥이 기울고, 벽이 갈라지고, 천정이 샌다.

왜 이렇게 하나 마나 한 뻔한 이야기를 길게 하는가, 싶을 것이다. 그렇다. 너무나 뻔한데 문제는 사람들이 '뻔한' 사실을 자꾸 잊어버린다는 것이다.

아이가 공부를 잘못하면 곧잘 기초 타령을 한다. "기초가 안 돼서 그래. 기초부터 다시 해야 해!" 한다. 그와 같이 몸도 어디가 안 좋으면 기초부터 생각해야 한다. 머리가 아프거나 팔이 아프거나, 허리가 아프면 기초-다리부터 살필 일이다. 다리 어디가 심하게 굳어 있지는 않은지, 양다리의 길이에 차이는 나지 않은지, 평소 걸을 때 발가락 쪽이 뒤꿈치 쪽보다 많이 벌어지지는 않은지, 오다리인지, 안짱다리인지, 등등.

몸의 이상 증상은 다리의 이상

다리 여기저기를 두드려보아 어디가 심하게 아프거나, 바짓단 어느 한쪽이 다른 쪽에 비해 많이 닳거나, 신발 바닥이 고르게 닳지 않는다면 다리에 이상이 있다는 말이다. 다리의 이상은 다리 자체에 여러 안 좋은 증상을 가져올 뿐만 아니라 다리가 꽂혀 있는 골반, 골반 위의 척추를 비롯한 몸 여기저기에 이상 증상을 가져온다. 허리가 아픈가 하면 등이 아플 수도 있고, 어깨가 아프거나 머리가 아플 수도 있다. 오장육부에 이상을 가져올 수도 있다.

모두 기초-다리가 잘못되어서 나타나는 증상이라고 보면 된다.

고관절 이상

그러면 다리의 이상은 왜 오는가?

다리는 넓적다리 부위, 무릎, 종아리, 발목, 발 부위로 나눌 수 있다. 이중 넓적다리뼈와 골반이 연결되는 부위를 고관절(넓적다리관절 · 엉덩이관절)이라 한다. 몸통과 다리의 이상에 가장 큰 영향을 끼치는 것이 바로 이 고관절이다. 넓적다리뼈가 골반에 제대로 물려 있지 않으면 다리의 이상은 물론이고 골반, 척추, 팔, 어깨, 목, 머리는 물론 내장기관에까지 문제가 생긴다.

몸 어디가 안 좋은 사람을 살펴보면 대개 왼쪽 또는 오른쪽 고관절에 이상이 있다. 즉 넓적다리뼈가 골반에 제대로 물려 있지 않다. 그러면 넓적다리뼈가 골반에 제대로 물려 있지 않는, 즉 고관절 이상은 왜 생기는가? 여러 가지 원인을 들 수 있겠으나 한 마디로 생활습관 때문이다. 일할 때 자신의 자세를 살펴보면 알 수 있다. 오른손잡이는 삽질하거나 곡괭이질을 할 때 왼발을 앞으로 내디딘다. 반대로 왼손잡이는 오른발을 앞으로 한다. 앉아 호미질할 때도 몸을 게걸음으로 일을 한다. 서 있을 때도 두 발을 똑바로 하고 서 있기보다 껌 씹는 자세를 하고, 자동차를 몰 때도 오른발을 많이 쓴다. 앉아 있을 때도 똑바로 앉기보다 옆으로 비스듬하게 앉거나 다리를 꼬고 앉는다. 이처럼 몸을 어느 한쪽으로 틀어서 오래 쓰다 보면 몸 여기저기가 점차 틀어지고, 골반에 꽂혀 있는 넓적다리도 제자리를 벗어나게 된다. 고관절 어느 한쪽에 이상이 생기는 것이다. 그러면 앞에서 말한 대로 기초가 무너져 여러 가지 문제를 가져오게 된다. 그러므로 몸의 이상을 없애기 위해서는 고관절 이상부터 다스려야 한다. 고관절 이상은 쉽게 잡히지 않는다. 생활습관은 여전하기 때문이다. 삽질, 호미질할 때는 여전히 왼발 또는 오른발을 주로 앞에 놓고, 브레이크를 밟거나 속도를 조절할 때도 쓰는 발만 쓰기 때문이다.

기초 다지기

고관절 이상이 심하면 고관절이 괴사할 수도 있고, 엉치나 허리 통증으로 몸을 움직이기 어려워진다. 그 외에도 갖가지 병이 생긴다. 그러므로 매일같이 틀어진 몸을 바로잡아 주는 운동이 필요하다. 자세를 바꾸어가며 생활할 필요가 있다. 몸을 어느 한쪽으로만 틀어서 쓰지 말고 한 번씩 반대쪽으로도 틀어주자는 것이다. 공을 차더라도 한쪽 발로만 차지 말고, 삽질할 때도 가끔 반대쪽으로도 하자는 말이다.

고관절이 이상이 있는 사람은 반듯하게 누워서 무릎을 구부려 가슴 쪽으로 당겨보면 무릎이 가슴팍에 잘 닿지 않는다. 고관절을 바로잡는 운동으로는 방석운동이나 의자운동, 걷기 운동이 좋다. 그리고 그림과 같이 고관절을 바로잡아(교정) 줄 수도 있다. 고관절을 교정하는 방법은 여러 가지가 있다. 그중 누구나 쉽게 따라 할 수 있는 것 2가지를 소개한다.

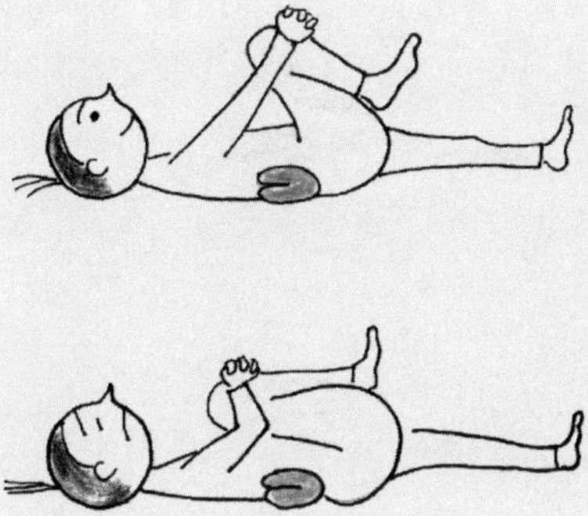

그림처럼 방석을 허리에 받치고 누워서 양손으로 무릎을 가슴 쪽으로 천천히 끌어당겨서 가슴 가까이 놓고 잠시 멈추었다가 한 번 더 세게 가슴팍으로 확 끌어당긴다. 숨 내쉬면서.

고관절 교정1

<u>주의</u>

1. 교정은 매일 하는 것이 아니다. 5일에 한 번 정도 한다.
2. 교정을 하고 나면 찬물에 담그는 것이 좋다. 교정한 부분이 물에 잠기도록 한다. 시간은 20분 정도.
3. 방석운동이나 의자운동을 할 때 다리가 벌려지지 않도록 허벅지와 무릎 사이를 끈으로 묶는 것도 좋다.

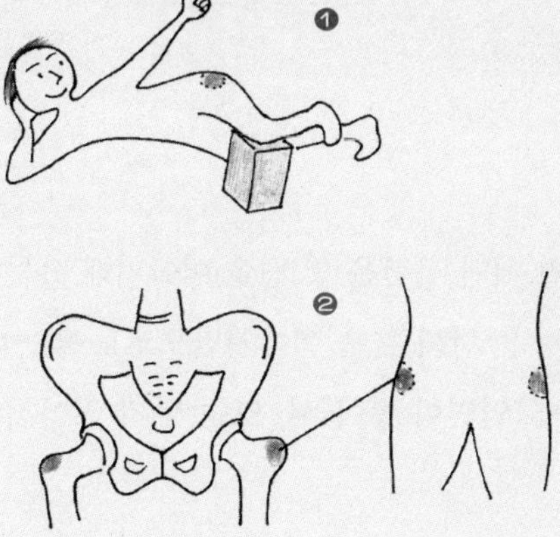

그림❶처럼 옆으로 누워서 아픈 다리의 무릎을 높은 데 얹고 주먹을 말아 쥐고 손날로 그림❷의 넓적다리 큰 돌기를 두세 번 세게 쳐 넣는다.

고관절 교정2

32. 앉지도 서지도 못하는 그대에게

한두 달 간격으로 같은 증상으로 고통받다가 '지옥'(?)에서 벗어난 두 사람이 있다. 두 사람은 서로 모르는 사이인데 비슷한 시기에 어느 순간부터 앉지도 서지도 못하는 병(?)에 걸렸다. 앉아도 아프고 서 있어도 아프니 누워서 생활하는 신세가 되었다. 이 중 한 사람은 이미 〈밥과몸〉을 공부한 사람이고, 또 한 사람은 운동을 알기는 알아도 직접 배운 바는 없는 사람이다. 운동을 배운 사람이야 그렇다 치고 배운 적 없는 사람이 몸에 탈이 나자 병원에 달려가지 않고 찾아와 도움을 요청하니 어찌 고맙지 않겠는가! 보람을 느낀다. 역시 다른 사람을 인정해주는 것은 중요하다. 상대방의 면역력을 높여주려면 그 사람을 인정해줄 일이다.

인연이 닿아야

운동을 보급하다 보면 어떤 사람은 몇 년을 이야기해도 듣는 둥 마는 둥 하고, 어떤 사람은 전해 들은 이야기만으로도 믿는다. 이런 경우 흔히 하는 말이 "인연이 닿아"서, 또는 닿지 않아서 그렇다고 한다. 어떤 사람은 몇 년을 배우고도 여전히 아프면 병원부터 찾는다. 어디가 부서지고 째지지 않았다면 병원부터 찾지 말고 배운 대로 해보라고 아무리 말해도 듣지 않는다. 그런가 하면 직접 배운 바 없이 관련 책을 읽거나, 또는 블로그 〈통증보감〉을 보고 혼자 공부를 하고도 몸이 좋아졌다며 고마워하는 사람도 있다.

운동을 보급하는 일도 다른 일과 마찬가지로 어려움과 보람이 있다. 아무리 허리세움의 중요성을 말해도 돌아서면 잊어버리는 사람을 보면 혀를 차고, 반면에 필자만 보면 끔쩍 허리를 세우는 사람을 보면 미안하면서도 고맙다. 사람마다 좋아하는 일이 있고 잘 할 수 있는 일이 있다. 학교 교육 과목으로 말하면, 국어를 잘하는 아이가 있고 수학이나, 과학을 잘 하는 아이가 있다. 다른 과목은 못 해도 음악이나 미술에 특별한 흥미를 느끼는 아이도 있다. 운동에 대한 이해도 그런 것 같다. 그래서 말 안 듣는(못 알아듣는) 사람들을 쉬 미워할 수가 없다. 어쩌겠는가. 인연이 그러한 것을.

핵심은 허리 세우기

〈밥과몸〉의 고갱이는 '허리세움'이다. 아무리 힘들고 오랜 시간이 걸려도 허리를 세워야 한다. 허리가 서야 척추가 바로 서고, 허리가 서야 가슴이 펴지고, 허리가 서야 굽은 등이 펴진다. 허리가 서야 목이 바로 선다. 허리가 서야 온몸이 펴져서 쉬 굳지 않는다. 허리가 세워지지 않으면, 즉 몸이 굽어 있으면 언제든지 병이 날 수 있다. 공부를 아무리 오래 해도 허리세움의 중요성을 이해하고 실천하지 않으면 소용이 없다. 그래서 운동을 보급하면서 가장 많이 하는 말은, 아마도 "허리를 세워"라 일 것이다. 병을 예방하기 위해서든 고치기 위해서든 허리를 세우라고 수도 없이 말한다. 핸말(한 말) 하고 또 한다. 핸말 자꾸 하기를 좋아하는 사람 있겠는가. 듣는 사람 역시 좋을 리 없다. 그런데도 처지가 처지인지라, 기회 있을 때마다 사람들에게 허리세움의 중요성을 이야기한다. 특히 다른 사람을 가르치거나 가르쳐야 할 사람(〈밥과몸〉의 활동가)들에게는 자신의 허리부터 바로 세우라고 이야기한다. 가르치는 사람의 몸이 바로 서 있지 않으면 비웃음을 사기 십상이니 경계하라고 한다. 대개 남을 칭찬하는 데는 인색해도 흉보는 데는 아낌이 없으니 하는 말이다. 어쨌거나 듣는 사람으로서는 기분 별로인 잔소리다. 그런데 어쩌겠나, 필자가 할 일이 그것이니. 그저 미안하고 미안하다.

기초가 부실하니

앞서 언급한 두 사람의 공통점은 허리가 무너진 것이다. 허리가 무너지니 등이 무너지고, 등이 무너지니 어깨, 고개가 덩달아 무너진 것이다. 「32. 고관절 이상」 편에서 이야기한 대로 이런 사람은 기초가 부실하다. 기초-다리가 부실하니 다리가 꽂혀 있는 골반, 골반 위의 허리, 허리 위에 등, 이런 식으로 줄줄이 무너진 것이다. 집으로 말하면 기초가 부실하니 바닥, 기둥은 물론 지붕조차 새서 감당할 수 없게 된 것이다. 대 수리가 필요해진 것이다. 이런 사람

중에는 어느 정도 아플 때까지는 병원을 들락날락하며 견딜 수 있을 때까지 견디다가 오는 사람들이 많다. 필자가 예전에 그랬던 것처럼 초기에는 파스를 붙이거나 침을 맞고, 안 되면 주사 맞고 약 먹고, 하는 식으로 병을 다스려본다. 다행히 효과가 있으면 당분간 병원에 안 가고 산다. 그러다 재발하면 다시 같은 과정을 밟고.

고관절 집어넣고

앉지도 서지도 못할 지경에 이른 사람은 고관절을 제자리에 집어넣고, 허리를 세우는 운동을 해야 한다. 앉으나 서나 허리를 바로 세워야 한다. 허리가 아프면 하루에 몇 번이라도 방석운동을 해야 한다.(「3. 허리 통증 벗어나기」 참조.) 많이 아픈 사람은 방석운동 자체가 너무 힘들 것이다. 그래도 해야 한다. 아파야 낫는다. 방석운동도 서너 가지가 있다. 그중 몹시 아플 때 하는 2가지 방법을 소개한다. 한 가지는, 방석 대신 수건을 몇 장 접어서 방석 모양을 만들어 방석을 대신한다. 높이는 아프지만 참을 수 있는 정도로 한다. 견딜 만하면 차츰 높이를 높인다. 익숙해지면 방석을 쓰면 된다. 또 한 가지는 반대로 방석을 더욱 두껍게 하거나 방석 대신 베개를 허리에 대고 눕는 것이다. 통증은 극심해도 효과는 빠르다. 그렇게 1~2시간 간격으로 몇 번이고 한다. 그 외 굳은 몸을 푸는 몇 가지 동작을 더하면 차츰 통증이 가실 것이다. 어느 쪽이나 혼자 할 수 있으나 될 수 있으면 〈밥과몸〉 활동가의 도움을 받도록 한다. 중요한 것은 앉지도 서지도 못할 지경에 이르렀다 하더라도 고칠 수 있다는 것이다. 병원에 가지 않고 나을 수 있다는 것이다. 믿을 수 있겠는가? 인연이 닿으면 믿을 것이다.

수그리면 무너지는 허리

앉지도 서지도 못하던 두 사람은 잘살고 있다. 끝으로 주의 겸 당부할 것은, 허리가 아플 때는 앞으로 숙이는 운동은 하지 말라는 것이다. 윗몸일으키기나, 백팔배 같은 것은 하지 않도록 한다. 앞으로 숙이고 사는 생활 끝에 얻은 병을 더욱 수그려서 고치겠다는 것은 이치에 맞지 않고 실제도 그러하다. 이 역시 들을 사람 듣고, 인연이 없으면 안 들을 것이다.

33. 불면증 - 잠 못 이루는 사람에게

건강한 사람은 잘 먹고 잘 자고 잘 싼다. 3가지 중 어느 한 가지라도 시원찮으면 삶의 질이 떨어진다. 한 가지가 안 좋으면 다른 것도 점차 안 좋아진다. 오늘은 잠에 관해서 이야기해보도록 하겠다.

잠이 보약

잠이 보약이라는 말이 있다. 그렇다. 잠을 잘 자는 것이 그만큼 몸에 좋다는 말이다. 어떤 사람은 잠자는 시간을 대단히 아깝게 생각하는데, 그렇지 않다. 충분한 잠은 우리가 잠자지 않는 시간을 활기차게 보내기 위해 꼭 필요한 것이다. 잠을 자는 것은 휴대진화 배터리에 부족한 전기를 충전하는 것에 비유할 수 있다. 아니 그 이상의 효과가 있다. 그러므로 잠자는 시간을 아까워할 게 아니다. 성인의 경우 하루에 7~8시간은 자야 다음 날 활동에 지장이 없다. 배터리로 말하면 그 정도 시간을 충전해야 100% 충전이 된다는 말이다. 그러니까 하루에 7~8시간을 자야 하는 것은 그만큼은 자야 하루에 필요한 에너지를 얻는다는 말이다. 그런데 우리나라 사람들은 잠을 잘 자지 않는다. 더 정확하게는 잠을 잘 수가 없다 하겠다. 한국 갤럽의 조사(2017)에 따르면 한국인의 평균 수면 시간은 6시간 24분으로 경제협력개발기구(OECD) 회원국 국민의 평균 수면 시간(8시간 22분)보다 훨씬 적다. 이 통계가 맞는다면, 우리나라 사람들은 다른 나라 사람들보다 근 2시간 가까이 잠을 안(못) 자고 산다는 말이다. 2시간 가까이 잠을 안 자고 뭘 하는 걸까. 이에 대한 답을 찾을 수 있는 자료가 있다. 2017년 OECD가 발표한 각국의 평균 노동시간을 보면 한국은 연간 노동시간이 2,000시간이 넘는다. 노동시간이 가장 짧은 독일의 경우 1,356시간이다. 무려 600시간 넘게 차이가 난다. 이웃 나라 일본보다도 300시간 가까이 일을 많이 한다고 한다. 청소년의 학습시간 역시 다른 나라에 비해 2~3시간 많다. 물론 잠자는 시간은 적다.

잠 안 자고 얻은 것과 잃은 것

이렇게 잠도 제대로 안 자고 설친 결과 오늘날 세계에서 내놓으라 하는 경제 대국이 된 것 같다. 자랑스러운 일이다. 그런데 마냥 기꺼워할 일만은 아니다. 그로 말미암아 잃은 것도 많다. 잠도 자지 않고 공부하고 일하는 가운데 공동체가 무너지고 생명 가치가 무너졌다. 세계 최고 수준의 청소년 자살, 노인 자살이 그것이다. OECD 회원국 중 노동자 산업재해 사망률 1위가 한국이다. 한 해

1,000명 가까운 사람이 일하다가 죽는다. 정부 발표대로라도 하루에 2~3명이 높은 데서 떨어져 죽고, 어디에 치여 죽거나, 과로로 쓰러진다. 잠도 자지 않고 경쟁을 해서 살아남은 사람들이 맛있는 음식과 술로 성공과 풍요를 자축할 때, 한편에서는 공부하다 지쳐서 자살하고, 일하던 사람은 다쳐서 죽는다. 병들고 가난한 노인은 스스로 생을 마감한다.

먹고살기 위해 잠을 자지 않는 사회, 잠을 안 자고 공부해야 살아남고, 잠을 안 자고 일을 해야 먹고 살 수 있는 사회가 과연 바람직한 사회일까? 자랑할 일일까? 이런 사회에 살면서 사람들의 정신과 육체가 온전할 수 있을까? 여러 가지를 생각하게 한다.

병은 사회의 것

불면증과 그 치료법에 관해 이야기하려다 보니 길어졌다. 병은 개인의 것이지만 사회의 것이기도 하다. 사회가 병들면 개인도 병들 수밖에 없다. 지금부터는 잠을 제대로 못 자는 사람, 자고 싶어도 잘 수 없는 사람들에 관한 이야기를 해보겠다. 불면의 시간을 보내는 사람들은 알 것이다. 사람이 그리워서도 아니고, 돈이 그리워서도 아닌데 공연히(?) 잠 못 이루는 밤이 이어지면 괴롭기 짝이 없다. 어쩌다 한두 번이라도 그런 경험을 한 사람은 알 것이다. 자고 싶은데 잘 수 없으면 얼마나 힘든지를.

〈건강보험심사평가원〉 통계에 따르면 2018년 한 해 수면 장애로 진료를 받은 환자는 56만 2,000여 명이라고 한다. 이것은 실제 병원치료를 받은 사람의 숫자고, 그보다 훨씬 많은 사람이 수면 장애 질환을 앓고 있다고 한다. 특히 65세 이상 노인의 경우 3명 중 1명이 불면증에 시달린다는 통계도 있다. 이런 수면 장애, 그냥 불면증이라고 하겠다. (의사들은 수면 장애도 서너 가지로 나누는 모양이다.) 불면증 환자는 갈수록 늘어나는 추세에 있다. 성인 10명 중 1명꼴로 불면증에 시달린다는 통계도 있다.

불면증은 개인 건강이나 사회에 많은 악영향을 끼친다. 불면증은 고혈압, 비만, 치매와 같은 질병을 동반할 뿐만 아니라 졸음, 피로감, 우울증 등으로 삶의 질을 떨어뜨린다. 불면증은 교통사고나 산재 사고의 원인이 되기도 한다. 그러면 이런 불면증은 왜 생기는 것일까?

병원에서 말하는 불면증의 원인

불면증의 원인은 다양하다. 운동 부족이나 불규칙한 생활습관이 원인일 수도 있고, 관절염, 두통 같은 질환이 원인일 수도 있다 한다. 그 밖에 정신에 압박을 가하는 그 무엇이 원인일 수 있다고 한다. 역시 다양한 원인을 나열한다.

병원의 불면증 치료

병원에서는 적어도 1개월 이상 잠들기 어려워 일상생활이 어려울 때 진단을 한다. 불면증이라는 진단이 나오면 일상생활을 점검하고 생활 수칙을 정해서 실천하도록 한다. 가령 낮잠을 피하게 한다든지, 잠자리에 드는 시간을 일정하게 하고 빛과 소음을 차단하게 하는 따위이다. 이런저런 시도에도 차도가 없으면 주로 약물치료를 한다. 약물치료는 수면제나 수면 보조제를 이용한다. 그런데 수면제나 수면 보조제는 다른 약물과 마찬가지로 오래 쓰면 약물에 대한 내성이 생겨서 점점 강도를 높여야 할 뿐만 아니라 그로 말미암은 없던 병도 생긴다. 그래서 어쩌면 현재로서는 뚜렷한 방법이 없다 하겠다. 그러면 어떻게 해야 할까?

<밥과몸>이 불면증에서 벗어나는 법

〈밥과몸〉은 불면증도 결국 뼈와 근육, 신경의 문제로 본다. 균형 잡히지 않는 몸이 불면증을 가져온다고 본다. 불면증은 골반이 무너지고 등뼈, 목뼈가 틀어지는 바람에 주변 근육이 굳어서 생기는 질환이다. 목 근육이 굳어서 뇌로 가는 신경이 약해지고 등 근육이 굳어서 척수에서 갈라져 나오는 신경이 압박을 받아 나타나는 증상이다. 뇌로 가는 신경이 약해지면 잠을 자는 데 필요한 신호전달에 이상이 생긴다. 척수에서 갈라져 나오는 신경이 약해지면 잠을 자는 데 필요한 (멜라토닌 같은) 호르몬을 분비하는 기관이 제 기능을 발휘하지 못한다. 그러므로 불면증에서 벗어나려면 무엇보다 목, 어깨, 등의 굳은 근육을 풀어야 한다. 고관절부터 바로잡는 것은 기본이다.

불면증이 있는 사람은 다음과 같이 해봅니다.

1. 방석운동과 등봉운동으로 굽은 척추를 바로 세웁니다.
2. 도리도리운동으로 틀어진 목뼈를 바로잡습니다.
3. 올챙이운동이나 개구리춤으로 등 근육을 풀어줍니다.
4. 수시로 의자운동을 합니다.
5. 가장 중요한 것은 역시 평상시 허리를 세우는 것입니다.
6. 핵심은 다음 쪽 그림에 보이는 굳은 승모근을 푸는 것입니다. 승모근은 목과 어깨를 잡아주는 등 근육입니다.

* 경험상 어떤 사람은 목뼈만 교정해도 바로 불면증에서 벗어나는가 하면 어떤 사람은 한두 번 교정으로는 별 효과가 없는 경우도 있다. 이런 경우에 생각하는 것이 일정 기간 환자 옆에서 환자의 일상생활을 관찰하고 조언을 해줄 수 있는 시설이 있어야겠다는 것이다. 곁에서 감시(?)를 해야겠다는 거다. 하하. 어쩌다 몸이 안 좋을 때 한두 번 찾아와서 조언을 구하는 수준으로 안 될 때는 한동안 시설에 머물게 하면서 운동을 하도록 하는 것이 좋겠다 싶다. 막연하게나마 그런 시설을 갖출 날을 꿈꾸고 있다.

무엇보다도 잠도 충분히 자지 못하고 살아야 하는 사회 환경을 바꾸어야 할 것이다. 병든 사람이 사회를 병들게도 하지만, 병든 사회가 병든 사람을 만든다. 노동절을 노동절이라 부르지 않는 사회는 병든 사회이다.

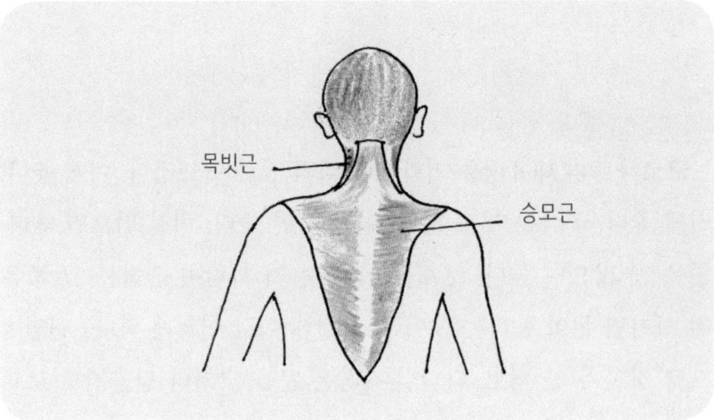

34. 위장 통증 벗어나기

코로나19의 대유행을 기화로 면역력 장사가 뜨겁다. 이게 좋다, 저게 좋다, 좋다는 것도 많다. 이걸 하면 좋다, 이걸 먹으면 좋다, 좋은 게 많으니 좋다. 문제는 이 사람 저 사람이 권하는 그 좋은 걸 하자면 돈이 든다는 것이다. 그런데 이걸 어떻게 하나? 전염병으로 장사가 안 되고, 다니던 직장은 문을 닫거나 닫을지도 모르고. 국가가 언제까지 돌봐줄지도 의문이고.

식량 자급과 아울러 의료 자립이 새삼 절실해지는 시절이다.

항상 속이 더부룩하고 팽만감이 있다, 공복이면 속이 아프거나 쓰리다, 가끔 또는 자주 트림이 나거나 신물이 넘어온다, 자주 체한다, 등등의 증상으로 고통받는 사람이 많다. 병원에 가서 검사를 받아도 별 이상이 없다고 한다. 차라리 위염이면 위염, 궤양이면 궤양이라는 확진을 받았으면 좋겠는데, 이것도 저것도 아니고 결국 '신경성'이라는 진단과 함께 약봉지를 받아 들면 사람 맥이 빠진다. 약을 먹는다고 주사를 맞는다고 증상이 없어지는 것도 아니다. 잠깐 괜찮은 듯하다가 다시 원래대로 돌아간다.

지천명(知天命)에 지병(知病)하다

언젠가도 말했지만, 필자도 지천명(知天命)할 나이가 되도록 병은 병원에서 의사가 고쳐주는 것으로 알았다. 머리가 아파도 다리가 아파도 병 · 의원부터 찾았다. 부모가 아파도 자식이 아파도 믿고 의지할 사람은 의사밖에 없었다. 지금 생각하면 참 한심한 일이나 어찌하겠는가, 이미 다 지난 일인 것을.

생각해보면 필자도 크고 작은 병으로 고생깨나 한 것 같다. 오늘날 병에 대해 좀 아는 척 할 수 있게 된 것도 그 덕이 아닌가 싶다. 그리 생각하면 이것도 '운명'인가 한다.

위장병도 그런 '운명'에 많은 보탬이 되고 있다. 10대 후반부터 시작된 무절제한 생활은 20대 후반에 벌써 음식을 가려 먹어야 할 몸을 만들었다. 빵이나 라면 같은 밀가루 음식을 먹으면 소화가 안 되고, 조금 자극성 있는 음식은 위통에 장탈을 일으켰다. 짧은 기간이지만 나라에서 주는 밥 먹고 살 때는 빵이나 라면을 주면 배가 고파도 참아야 했다. 어느 때는 해외에서 위가 탈이나 현지 병원에 실려 가기도 했다. 오래된 병명은 '위궤양'이었다.

병원에서 보는 위장병

병원에서는 위나 장에 탈이 나면 그 원인을 잘못된 식습관, 과도한 스트레스, 아니면 헬리코박터균 때문이라고 한다. 어느 말이나 일리가 있어 보인다. 그러므로 병을 고치기 위해서 식습관을 고치고 스트레스를 받지 않는 마음공부도 하고, 아울러 약국에 가서 처방전대로 약을 타서 먹기도 한다. 한 가지 병이 한두 해도 아니고 십 년 이십 년 되면 안 해보는 짓이 없게 된다. 위 속에 사진기를 집어넣는 것은 기본이고, 항문에 호스를 집어넣기도 한다. 침을 여기저기 꽂고 고슴도치 흉내도 내본다. 위장병에 좋다는 게 있으면 팔랑귀가 된다. 그러다 보면 나름 석사 박사가 된다. 병을 잘 고치는 박사가 아니라 '해보니 안 되더라는 박사'가 된다. 물론 모두야 그렇겠는가. 필자가 몰라서 그렇지 더러 '되더라' 박사도 있을 것이다.

문제는 척추다

결론을 말해야겠다. 위장병의 진짜 원인은 틀어져 굽은 척추에 있다. 척추가 틀어져 척수에서 갈라져 나와 위나 장으로 가는 신경이 약해져 생긴 병이다. 뇌와 위가 주고받는 신호 장애로 위와 장이 소화를 시키는 데 필요한 일을 제대로 못 해서 생기는 병이다. 신경이 약해지면 음식물을 소화하는 데 필요한 소화액을 제대로 만들어낼 수 없다. 위나 장이 소화를 시키는 데 필요한 운동-꿈틀(연동) 운동을 잘하지 못한다. 위와 장이 꿈틀거리기 위해서는 척수에서 갈라져 나와 위장에 연결된 신경이 살아 있어야 한다.

몸을 구부리고 살면 척추가 틀어진다. 척추를 비틀어 신경을 눌러놓고 소화가 안 된다고 병원을 찾아다니니 어찌 어리석다 하지 않겠는가. 등을 구부리고 앉아 먹는 밥을 먹으면서 체하지 않기를 바란다면 그 또한 어리석은 생각이다.

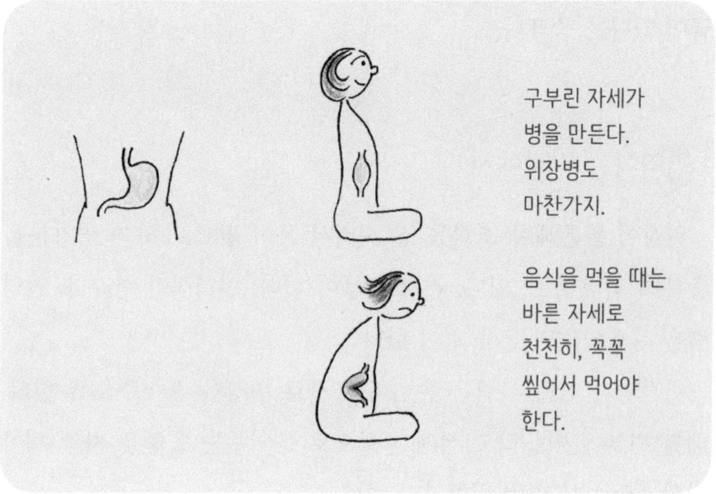

자세와 위

역류성 식도염

역류성 식도염도 마찬가지다. 식도와 위 사이에는 문이 있다. 이 문은 음식물이 들어갈 때는 열리고 소화를 할 때는 닫히는데 조임근(괄약근)으로 되어 있다. 음식을 먹은 후 위(사실은 식도)에 찌르르한 통증이 오는 것은 이 문이 제대로 닫히지 않아서 위산이 식도로 흘러나와 식도를 자극해서 느끼는 통증이다. 이 역시 식도와 위에 연결된 신경이 약해서, 척추가 틀어져서 생긴 병증이다.

즉 몸을 구부리고 살아서 생긴 병이다. 위장병이 있는 사람은 위와 장이 굳어 있다. 몸을 구부리고 있으면 위장이 눌려 있게 되므로 자연히 굳는 것이다. 서두에 말한 여러 증상, 위염도, 궤양도 아닌데 그냥 속이 안 좋은 사람은 위장병 초기 단계랄 수 있다. 몸이 굽어 있다는 증표다.

면역력은 위장에서

위장이 튼튼해야 소화를 잘 시켜서 몸이 필요로 하는 영양분을 충분히 섭취할 수 있다. 건강한 몸이 된다. 면역력이 생긴다. 면역력을 강화하려면 몸을 펴야 한다.

위장병이 있는 사람은 손이나 도구로 위장을 풀어주도록 한다. 배를 위로 끌어올리고 시계 방향으로 쓸어주는 운동을 자주 해야 한다. 「5. 설사 변비 벗어나기」 참조.

척추 세우고 사는 것은 기본이다. 굽은 척추 바로 세우는 방법은 여러 가지다. 「9. 굽은 등을 펴야 없어지는 병」 참조. 「14. 고혈압 벗어나기」도 좋은 운동이다.

병이 깊은 사람은 식이요법을 병행해야 빨리 고통에서 벗어날 수 있다.

35. 눈병

앞을 못 보는 사람이 있고 귀가 안 들리는 사람도 있다. 어느 쪽이나 그 불편함은 상상할 수도 없다. 학교 선생을 해서 먹고살 때, 어설프게나마 몸이 불편한 사람들에 대한 공감 능력을 키운답시고 학생들에게 잠시 눈을 감고 걸어보게 하거나, 귀를 틀어막고 대화를 나누게 한 적이 있다.

타인의 시선

눈과 귀가 아니라도 신체의 어느 부분이 자기 의지와 상관없이 따로 놀거나 아예 쓸 수 없다면 매일, 매 순간이 괴롭다. 특히 타인의 시선에 갇힌 느낌 때문에 더욱 그렇다. 어쩌면 몸이 불편해서 느끼는 고통보다 다른 사람의 시선이 더 고통스러울 수도 있다. 눈은 세계를 향해 열린 문이지만, 다른 사람을 (시선 속에) 가두기도 한다. 다른 사람만 가두는 것이 아니다. 스스로 가두기도 한다. 보고 싶은 것만 보다 보면 그렇게 된다.

눈이 구백 냥

뇌에서 받아들이는 정보의 70% 이상이 시각 신호라 한다. 신체 어느 곳 중요하지 않은 데가 있겠는가만, 눈의 역할이 대단히 크다는 것을 알 수 있다. 그래서 "몸이 천 냥이면 눈은 구백 냥"이라는 말이 생긴 건지도 모르겠다.

그런 눈이 불편하다고 호소하는 사람도 많다. 눈이 침침하다, 눈곱이 잘 낀다, 눈이 뻑뻑하다, 눈이 자주 충혈된다, 눈물이 자꾸 난다, 눈앞에 뭐가 얼른거린다, 등등의 호소를 한다. 세계보건기구에서 내놓은 눈병의 목록을 보면, 눈에 생길 수 있는 병만 해도 한가득이다. 안검외반, 토끼눈증, 안검이완, 안검하수, 눈꺼풀의 황색판종, 눈꺼풀 피부염, 눈꺼풀 기생충감염……. 백내장이나 녹내장같이 많이 들어본 병명 외에도 뭔지 모를 병명이 무수히 나열되어 있다. 눈 하나에도 이렇게 많은 병이 깃들 수 있으니 안 아프고 사는 게 기적이다.

눈에도 근육이 붙어 있다

눈의 이상도 다른 병과 마찬가지로 우리는 병원에서 해결해주기를 바란다. 그래야 할 경우도 있을 것이다. 그러나 이 역시 근본 원인을 알고 나면 스스로 병을 예방하고 고칠 수 있다. 세균이나 바이러스에 의한 것이라 해도 마찬가지다. 병원진단 결과가 세균이나 바이러스로 말미암은 것이라 해도, 실은 세균이나 바이러스가 살기 좋은 환경을 만든 근골육의 이상을 생각해야 한다. 점안액이나 세정제는 증상을 완화하거나 예방하는 데 약간의 도움을 줄 뿐, 근본 원인을 제거할 수 없다. 눈에 나타나는 여러 가지 이상 증상은 눈과 관련되는 뼈와 근육, 그리고 신경의 이상에서 찾아야 한다. 눈은 눈구멍에 박혀 있고 눈알은 여러 가닥의 근육이 붙들고 있다. 이 근육들이 신경을 통해 뇌의 지시를 받아 눈알을 이리저리 움직인다. 눈알을 둘러싸고 있는 수많은 실핏줄은 눈이 필요한 양분을 공급한다.

원인의 원인

눈의 이상은 뇌 자체에 이상이 없는 한, 눈을 움직이는 데 관여하는 근육이나, 신경, 혈관의 문제다. 눈알에 붙어 있는 근육이나 주변 근육이 굳으면 근육 속을 흐르는 신경이 약해지고, 피가 잘 안 통하게 된다. 눈에 이상이 생길 조건이 만들어지는 것이다. 그럼 왜 이런 문제가 생기는가? 그 원인에 원인을 찾아가면 이런 문제가 생기는 원인은 목뼈(경추)가 틀어졌기 때문이다. 목뼈가 틀어지면 목뼈를 거쳐서 뇌와 눈을 연결해주는 신경이 눌려서 약해진다. 그러면 앞에서 말한 대로 눈에 병이 생길 조건이 만들어진다. 눈알에 붙어 있는 근육이나 눈 주변 근육이 굳어 눈물 조절이 안 되거나 시력장애가 생긴다. 눈에 영양 공급이 잘 안 되니 갖가지 눈병이 생긴다.

눈의 이상도 목부터 바로잡아야 한다

필자의 경우 눈의 이상을 느낀 것은 초등학교 때이다. 칠판 글씨가 잘 안 보이는 데도 안경을 맞춰 쓸 생각을 못 했다. 중학교 때 잠시 안경을 쓰다가 고등학교, 대학까지 안경 없이 살았다. 수업할 때 칠판 글을 베껴 쓸 수 없으니 친구의 공책을 빌려서 옮겨 썼다. 생각해보면 공부를 어떻게 했는지. 안경을 안 쓰고도 공부를 했으니, 안경을 썼으면 우찌(어찌) 되었을지. 하하. 세상은 흐리면 흐린 대로 보고 살 수 있는 것 같다. 꼭 해상도를 높여가며 살지 않아도 될 것 같다. 어쨌거나 눈이 나빠진 것이 공부를 많이 해서가 아니라 목이 틀어져서 그런 줄 몰랐다. 눈으로 가는 신경이 막혀서 그런 줄 몰랐다. 눈이 나빠질 만큼 나빠진 뒤에야 도리도리운동을 하고 귀위독맥치기를 했다. 더 이상 나빠지지 않았으면 하고. 눈이 나쁘거나 나빠질까 걱정되는 사람은 「12. 비염 안구 건조증 벗어나기」, 「4. 뇌졸중 치매 예방법」 편을 참고하기 바란다. 겸해서 다음 그림과 같이 눈 운동을 해본다. 매일 아침 세수할 때도 눈을 감고 손가락으로 눈을 많이 문질러준다.

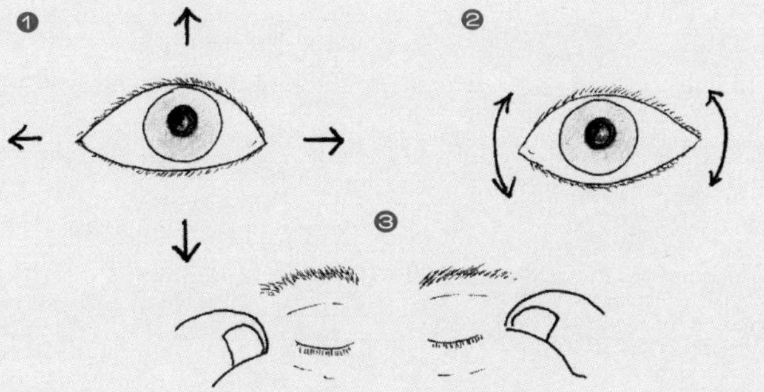

1. 그림❶처럼 눈을 상하좌우로 천천히 움직여서 몇 초 동안 정지한다.
2. 예컨데 눈을 위로 치켜뜬 상태로 눈이 시려 눈물이 나올 때까지 견딘다.
3. 그림❷처럼 눈알을 빙글빙글 돌린다.
4. 그림❸처럼 눈가의 뼈를 따라가며 눌러준다.

눈운동

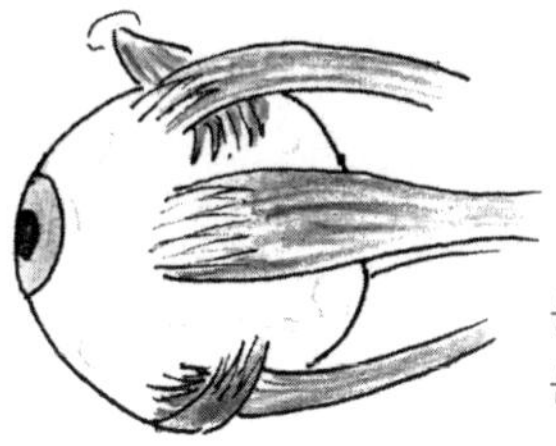

눈알을 붙들고
움직이는 근육

36. 피부병

"나는 세수할 때 비누를 쓰지 않습니다. 세수하고 나서 얼굴에 화장품을 바르지 않습니다. 그런데 내 얼굴이 어떻습니까? 자, 궁금하면 한번 확인해보세요."

수업 중, 아토피, 건선, 주부습진 같은 피부병과 척추의 관계를 설명하다가 필자가 사람들에게 하는 말이다.

피부는 몸의 안과 밖의 경계를 이루며 몸을 보호하는 기능을 한다. 그 외에도 감각수용, 체온조절, 비타민D 같은 화학물질 생성, 노폐물 배출과 같은 다양한 기능이 있다.

사는 형편이 나아져서인지 남녀노소 피부에 관심이 많다. 보드랍고 고운 피부에 대한 동경을 뉘라서 나무라겠는가. 사람들이 고되고 험한 일을 꺼리는 이유 중에는 피부에 대한 걱정도 있다. 모르긴 해도 농사가 천대받는 이유도 되는 것 같다. 아름답게 보이기 위해 손톱 발톱까지 갖가지 문양으로 장식을 하고 사는 사람들이 땡볕 아래 호미 들고 낫 들겠는가.

피부 때문에 고통받는 사람도 많은데 필자도 한때는 그런 부류에 속했다. 세수하고 나면 얼굴 피부가 허옇게 들고 일어나 말씀이 아니었다. 비누로 씻고 나면 더욱 심해지는 듯했다. 다른 데도 아닌 얼굴이 그러니 여간 고민 되는 게 아니었다. 그래서 먼저 생각한 것이 얼굴에 뭔가를 바르는 것이었다. 아내가 바르는 크림을 바르고 피부에 좋다는 연고를 구해서 발랐다. 얼굴 문제니까 얼굴만 해결하면 되는 줄 알았다. 피부과에도 물론 갔다. 처방은 먹는 약과 바르는 연고. 약의 성분이 무엇인지는 생각할 필요도 없었다. 병원에서 시키는 대로만 했다. 노란색 통에 담긴 연고를 바르고, 분홍색 통에 담긴 연고를 바르고 약을 먹어도 낫지를 않았다. 나중에는 용호동에 가서 한센병 환자들이 바른다는 연고를 구해서 발랐다. 그랬더니 코끝이 빨개졌다. 약의 부작용으로 코끝의 실핏줄이 확장된 것이었다.

고운 피부를 원하면 허리를 세워야

이런 고민 어떻게 해결했는가? 허리 세워 해결했다. 고개 들고 어깨 펴고 해결했다. 20년 넘게 아침저녁으로 세수할 때마다 신경 쓰던 문제를 구부린 몸 펴서 해결했다. 피부 이상도 척추 이상과 관계 있다는 사실을 안 후에야 병을 고쳤다. 그 전에 어느 누구도, 어느 피부과, 어떤 의사도 피부가 척추와 관계 있다는 말해주지 않았다. 지금은 피부과 갈 일 없어서 달라졌는지 모르겠지만 아직도 그런 것 같다. 왜냐하면 고운 피부, 고운 얼굴 원하는 사람 중에 척추 이야기하는 사람 보지를 못 했으니까. 어느 회사 어떤 화장품이 좋다, 무슨 '팩'이 좋다는 이야기는 해도, '허리를 세워야 피부가 좋아진다'라는 이야기는 하지 않는다.

어린아이도 상품화하는 자본주의

자본주의는 모든 것에 값을 매긴다. 시체에도 값을 매기고, 굴러다니는 돌에도 값을 매긴다. 남녀의 사랑도, 숨 쉬는 공기에도 값을 매긴다. 값을 매겨서 상품화한다. 자본주의 사회에서는 몸도 상품이다. 길을 가다 지나가는 어린 남녀학생들을 보면 절로 한숨이 나온다. 진하게 얼굴 화장을 한 아이들이 적지 않다. 그 얼굴에서 한국사회를 읽는다.

연기를 해서 먹고사는 사람이 아닌 다음에야 굳이 진하게 화장할 필요가 없다. 건강한 몸은 화장이 필요하지 않다. 특히 아이들은 화장이 필요 없다. 한창 생명 활동이 왕성할 때는 그 몸 그대로 아름답다. 물론 얼굴이나 손발이 트는 것을 막기 위해 하는 화장이나, 아니면 신체의 어느 부분을 가리기 위해 하는 화장이야 나무랄 일 아니다. 무엇이든지 정도 문제다. 필자가 보기에 우리 화장 문화는 그 정도가 심한 것 같다.

다시 수업 현장

다시 수업 현장으로 돌아가서
"만져보니 어떻습니까?"

"부드럽네요."
"하, 하, 하."
필자와 수강생이 하는 양을 보고 수강생들이 웃는다.

아토피는 흉추 이상

"필자는 비누를 잘 안 씁니다. 머리를 깎고 나서, 아니면 몸에 때가 많이 꼈을 때 말고는 거의 쓰지 않습니다. 샴푸도 마찬가집니다. 안 쓰는 이유는, 첫째 쓸 필요가 없고, 둘째, 물을 오염시키지 않기 위해서고, 셋째 몸에 해롭기 때문입니다. 화장을 안 하는 이유도 마찬가지입니다.

첫 번째 이유야 방금 확인한 대로 쓸 필요가 없기 때문이고, 두 번째 이유는 설명이 필요 없고, 샴푸나 화장품이 몸에 왜 해로운지는 여러분들이 직접 알아보기 바랍니다.

아토피니 뭐니 하는 피부 이상은 몸을 구부리고 살아서 생기는 이상입니다. 흉추 4, 5, 6번이 틀어져 내분비 기능이 떨어져 생기는 이상입니다. 흉추가 틀어져 몸에 필요한 호르몬 분비가 잘 안 되고 면역기능이 약해져서 생기는 증상입니다. 몸을 구부리고 있어서 위와 장이 제 기능을 발휘할 수 없어서 생기는 병입니다."

37. 치매

같은 이야기를 반복한다.

했던 질문을 하고 또 한다.

사람을 잘 알아보지 못한다.

물건을 잘 잃는다.

감정의 변화가 심하다.

무엇에 관한 이야기인지 알 것이다. 그렇다. 치매 이야기다. 세상 속에 있어도 세상 밖에 사는 것과 같은 삶을 사는 치매 환자. 같은 시공간에서 살면서 또 다른 자신만의 시공간에 갇혀 사는 사람. 그런 사람과 마주할 때 주변 사람이 느끼는 당혹감도 당혹감이지만 환자의 심정은 어떨지. 어느 순간 갑자기 낯설어진 공간, 낯선 사람 속에 던져진 환자의 심정은 짐작하기 쉽지 않다.

노인 인구가 늘어나면서 치매나 치매 환자에 관한 이야기를 많이 보고 듣는다. 내 부모님의 이야기일 수도 있고 내 이웃의 이야기일 수도 있다. 미래에 있을 자기 자신의 이야기일 수도 있다. 치매는 자식이나 주변 사람의 돌봄이 절실하나 가장 돌보기 어려운 질환이다. 이제 치매는 현대인들이 가장 두려워하는 병이 되었다.

너무 많은 치매 원인

현대의학은 치매가 다른 질환이 원인이 되어 나타나는 증상으로 본다. 그런데 그 원인이 되는 질환이 90가지나 된다 한다. 그 중 대표가 알츠하이머고 전체 원인의 절반을 넘는다. 알츠하이머의 주요 증상은 기억력 장애다. 초기에는 주로 최근에 있었던 일을 잘 기억하지 못하다가 점차 언어기능이나 판단력에 문제가 생기고 결국에는 모든 일상생활이 불가능해진다. 그 외에 혈관성 치매라 해서 뇌혈관 질환이 원인이 되어 발생하는 치매가 있다. 혈관성 치매는 초기부터 몸 한쪽이 마비되거나, 발음 장애, 안면 마비, 시력 상실, 보행 장애 같은 증상을 동반하는 경우가 많다 한다. 그 밖에도 기타 등등의 원인이 있다고 하는데, 원인의 원인까지 더하다 보면 누구나 치매는 피할 수 없는 질환으로 생각하게 된다.

중앙치매 센터의 '대한민국 치매 현황 2019' 보고서에 따르면 65세 이상 인구 중 치매 환자가 75만 488명으로 추정된다고 한다. 이 숫자는 65세 이상 노인 10명 중 1명이 치매를 앓고 있다는 뜻이다. 3~4년 뒤에는 치매 환자가 100만 명이 될 것으로 예상한다는데, 나이 들어 늙어가는 사람들로서는 은근 걱정을 안 할 수 없다.

검사하다 병든다

치매는 현재로서는 뚜렷한 치료법이 없고 약물로 그 진행을 억제하는 정도인 것 같다. 그러면서도 치매를 진단하고 치료한답시고 뇌 사진은 참 다양하게 찍는다. 컴퓨터단층촬영(CT), 자기공명영상(MRI), 양자방출단층촬영(PET), 단일광자방출촬영(SPECT) 등 여러 가지다. 양자니 광자니 하는 것은 시골 농부의 머리로는 이해 불가한 것이다. 걱정되는 바는, 뇌는 약 천억 개나 되는 신경세포로 구성된 신경 덩어리인데 여기에 대고 초음파니 방사선 같은 것을 함부로 쏘아대어도 되는가 하는 것이다. 방사선을 많이 쬐면 암에 걸린다는 것 정도는 누구나 알고 있다. 사람들이 많이 찍는 CT는 한 번 찍을 때 쬐는 방사선량이 가슴 엑스레이 사진의 몇백 배나 된다고 한다. 특히 이때 사용하는 조영제는 신장을 크게 해친다고 한다. 암에 걸렸는지 알아보기 위해 암에 걸릴 수도 있는 검사를 받는다는 게 영 마뜩잖다.

조금만 몸에 이상이 있으면 사진부터 찍고 보는 문화가 보편화되었다. 사람들의 과도한 건강염려증과 보험회사나 병원의 상술이 맞물려 돌아가면서 너도나도 사진기 앞에 드러눕는다. 아무리 사진 찍기를 좋아해도 이건 아니다. 지금과 같은 진단문화는 잘못된 것이다. 건강을 해칠 위험을 안고 건강검진을 하는 사람들을 보면 도박을 하는 것 같다. 건강검진에 관해서도 할 말이 많은데 따로 이야기하겠다.

아무튼, 비싼 사진을 닥치는 대로 찍어서 알아내 봐야 마땅한 치료 방법은 없는 것이 치매이다. 치매를 늦추는 약, 기억력을 유지한다는 데 좋다는 갖가지 방법, 다 안타까운 일이다. 치매는 안 걸리도록 하는 것이 상책이다.

<밥과몸>식의 치매 예방법

〈밥과몸〉은 몸의 이상은 뼈와 근육의 이상에서 비롯되고, 뼈와 근육의 이상은 오장육부의 이상도 가져온다고 본다. 치매는 뇌의 이상이 가져오는 질환인데 뇌의 이상도 이와 다름없다고 본다. 뇌의 이상은 척추 이상이고 그중에서도 목뼈 이상이 큰 원인이라고 생각한다. 목뼈가 틀어지면 목 근육이 굳고 어깨, 두피 등 주변 근육이 굳는다. 목과 주변 근육이 굳으면 근육 속을 흐르는 신경과 혈관이 눌려서 기능이 약해진다. 뇌로 가는 신경이 잘 통하지 않고 피가 잘 흐르지 않게 된다. 뇌는 피를 많이 필요로 한다. 우리 몸에 흐르는 피의 15%는 뇌가 사용한다. 피 공급이 원활하지 않으면 뇌는 영양부족 상태가 된다. 병들기 좋은 상태가 되는 것이다. 뇌가 축소되고 신경전달물질을 잘 만들지 못하게 된다. 뇌와 몸의 다른 부분의 소통이 되지 않는다. 치매라고 할 수 있는 여러 증상이 나타나게 되는 것이다.

이것이 치매에 대한 〈밥과몸〉의 생각이다.

치매를 예방하거나 진행을 늦추려면 화투를 치거나 색종이를 접을 것이 아니라 〈통증보감〉 운동이야기 「4. 뇌졸중, 치매 예방법」에서 소개한 도리도리운동, 「11. 두통에서 벗어나기」에서 소개한 머리 두드리기, 「12. 비염, 안구건조증 벗어나기」 편의 귀위독맥치기를 부지런히 해야 한다. 화투놀이를 하고 색종이 놀이를 하더라도 중간중간 머리를 흔들고 두드려야 한다. 고개를 숙이고 살아서 생긴 병이다. 자주 고개를 들어야 한다. 허리 세우기는 기본이다. 특별한 증상이 없으면 몸 안을 자꾸 들여다보지 않아야 한다. 특히 머릿속은.

38. 당뇨병

2020년 5월 26일 보건복지부는 당뇨병 치료제 31개 품목의 제조와 판매를 중지했다. 메트포로민이라는 발암 추정물질이 기준치를 초과해 검출되었기 때문이다. 이 성분이 담긴 약을 먹던 환자들로서는 기겁할 일이다.

당뇨병은 말 그대로 오줌에 당분이 섞여 나오는 병이다. 자동차가 기름을 먹고 달리듯이 사람은 음식을 먹고 힘을 쓴다. 생각을 하고 말을 한다. 사람이 힘(에너지)을 얻는 과정을 보자. 음식을 먹으면 음식은 소화 작용을 통해 당분-포도당과 지방으로 바뀌어 혈관을 타고 몸 여기저기로 운반된다. 포도당은 호흡기를 통해 들어온 산소와 결합해서 태워진다. 이때 힘(에너지)이 나온다. 포도당이 세포 속으로 들어갈 때 도와주는 물질이 있는데 인슐린이라는 호르몬이다. 이 호르몬은 췌장에서 분비된다. 당뇨병은 췌장이 인슐린을 제대로 생산을 못 해서 세포 속으로 들어가지 못한 포도당이 피 속에 남아 있다가 오줌으로 배출되는 병이다. 피 속에 포도당이 많으면 피가 끈적끈적해진다. 피가 잘 흐르지 않게 된다.

몸에 피가 잘 흐르지 않으니 쉽게 피로하고, 때로는 갑자기 쓰러지기도 한다. 심혈관 질환이나 뇌 질환, 시신경 장애 등 여러 가지 합병증을 불러온다.

이 병에 대해 현대의학은 그 원인을 다른 병과 마찬가지로 식습관이나 운동 부족, 스트레스 등 환경적인 요인과 아울러 유전자 결함이나 감염, 약제에 의해서 생기는 것이라 본다.

그리고 그 치료법은 식이요법, 운동, 그리고 약물이나 수술을 권한다. 당분이 많은 음식을 피하고, 적당히 운동하고, 그리고 인슐린 분비를 촉진하는 약이나 인슐린을 직접 몸에 집어넣도록 한다. 약물을 투여할 때는 주로 주사를 사용합니다. 여기까지야 그렇다 치고 수술을 하기도 하는데 놀라운 것은 체중 감량 수술이다. 비만이면 몸속 지방이 인슐린의 작용을 방해하는 성질(인슐린 저항성)이 있으므로 수술로 지방을 줄인다는 것이다. 수술방법은 위의 크기를 줄이거나 위 우회술이라 해서 위로 음식이 들어가지 않고 소장으로 들어가게 하는 것이다. 아무리 치료 효과가 좋다지만 그렇게까지 해야 하는지. 그러느니 차라리 음식을 덜 먹지. 수술을 권하는 의사나 따르는 환자나 도긴개긴이다.

<밥과몸>이 던지는 의문

다른 병을 설명할 때도 그랬지만, 왜 현대의학은 병의 원인을 깊이 따져보지 않는지 참 궁금하다. 췌장이 인슐린을 제대로 생산하지 않으면, 당연히 왜 췌장이 인슐린을 제대로 생산하지 않는지 깊이 궁리할 일이다.

그리고 병을 고치려면 식습관을 고치라고 한다. 옳은 말이다. 그런데 환경적 요인이나 유전을 들먹이면 병에 안 걸린 것을 행운으로 알고 사는 수밖에 없다. 물론 그럴 수도 있다. 아무리 현대의학이라지만 어찌 모든 것의 인과 관계를 밝힐 수 있겠는가? 그런데 문제는 '과학적'이라는 현대의학이 대부분의 병에 대해 그런 식으로 설명한다는 데 있다. '확실한 원인은 모르나 아마도 잘못된 식습관, 환경, 스트레스, 유전에 원인이 있지 않나 생각한다.' 천편일률적이라 해도 좋을 만큼 현대의학의 병에 대한 설명이 그렇다. 더욱 머리를 갸우뚱하게 하는 것은 원인도 확실치 않다면서 치료를 한다는 것이다. 당연히 원인 제거는 안 된다. 어떻게든 증상만 없애는 '치료'라는 것을 한다. 당뇨병만 해도 치료라는 것이 약물로 당 수치만 조절할 뿐, 병을 낫게 하는 것이 아니다. 평생 약물에 의존하게 한다. 환자는 약물의 부작용으로 또 다른 병을 얻어 돌이킬 수 없는 지경에 이르게 된다.

상황이 이런데도 사람들은 병원 문만 두드리고 있다.

<밥과몸>이 보는 당뇨병

〈밥과몸〉도 천편일률적으로 말한다.

당뇨병은 등뼈(척추) 이상에서 생기는 병이다. 등뼈가 틀어져 가슴등뼈(흉추) 11번과 12번 사이에서 갈라져 나와 췌장으로 가는 신경이 약해져 생기는 병이다. 등뼈가 틀어지는 바람에 등뼈 주변 근육이 굳어서 생기는 병이다. 따라서 등뼈, 특히 가슴등뼈 11번과 12번을 바로잡고 주변 근육을 풀어서 신경을 틔워주도록 한다.

이것이 〈밥과몸〉이 아는 당뇨병의 원인과 고치는 방법이다.

이럴 땐 이렇게

당뇨병 환자가 500만 명이나 되고 그중 20%는 서구식 식습관에 익숙한 40대 이하라고 한다. 젊은 환자의 증가가 두드러진다고 한다. 평소 물을 많이 마신다든지, 화장실에 자주 간다든지, 체중이 갑자기 빠진다든지, 상처 회복이 늦고, 쉬 피로하고, 손이 떨리고, 시력에 이상이 있다 싶으면 흉추 11번과 12번의 주변 근육을 눌러보라. 아픈지.

아픈 사람은 그림과 같이 해보고 「17. 허리 통증, 엉치뼈 통증」 편에 소개한 엉치봉운동으로 골반을 바로잡도록 한다. 그리고 식습관에 변화가 필요하다. 〈밥과몸〉은 서구식 식습관, 특히 육식 위주의 식습관은 많은 문제가 있다고 생각한다. 육식 위주의 식습관은 몸에도 안 좋고 환경에도 안 좋다. 기후위기의 한 원인이기도 하다.

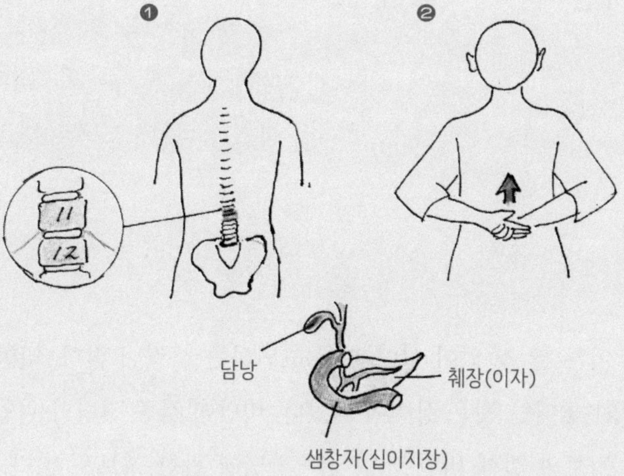

1. 그림❷처럼 손등으로 등을 쳐 올려
2. 췌장(이자)으로 가는 신경을 틔워준다.
3. 척추를 바로 세우고 척추 주변 근육을 풀어주는 운동을 자주 한다.
4. 현미, 과일, 채소 위주로 식사를 한다.

당뇨병 벗어나기

39. 비만

아이, 어른 할 것 없이 살이 쪄서 고민하는 사람이 많다. 비만이 건강에 안 좋다는 것은 상식이 되었다. 비만이 각종 질병의 원인이 된다는 정보와 함께 비만을 없애는 방법에 관한 정보도 많다. 대부분 상업성 광고다.

비만의 원인에 관해서는 누구나 알고 있다. 아니 안다고 생각한다. 한 마디로 많이 먹고 많이 움직이지 않아서 생기는 생활습관병이라고 한다. 그러니 병을 예방하고 치료하자면 생활습관을 바꾸라고 한다. 또 유전이라고도 한다. 부모 세대나 그 윗대부터 내려온 것이니 운명으로 받아들이라는 말이다.

비만이 질병?

세계보건기구(WHO)는 2004년에 비만을 장기 치료가 필요한 질병으로 규정했다. 비만이 원인이 되어 나타나는 고혈압이나 심장병 같은 병으로 개인이나 사회의 비용이 날로 커져서 내버려둘 수 없는 수준에 도달했다는 판단에서다. 이에 따라 균형 잡힌 식습관과 적절한 운동, 그리고 지방과 소금 및 설탕 섭취를 줄이고 과일과 채소를 많이 먹도록 권장했다. 각국 정부가 비만의 심각성을 공유하고 국민에게 널리 알릴 것을 권고했다.

비만에 대한 사람들의 관심이 고조되고 갖가지 비만 퇴치법이 유행하게 되었다. 너도나도 체중관리를 위해 뛰고, 달리고, 굶거나 굶다시피 했다. 아예 음식을 거부하는 증상까지 일부 나타났다. 그런데 비만한 사람은 줄어들지 않고 계속 늘어났다. 선진국의 경우 1980년대 10% 수준이던 과체중이 올해는 70% 수준에 도달할 것이라고 한다.

비만도 뼈의 문제

블로그 〈통증보감〉에 올리는 글을 꾸준히 읽고 있는 사람은 비만에 대해서도 나름대로 짚이는 바가 있을 것이다.

"음, 이 역시 뼈의 문제인가?"

그렇다. 다른 병과 마찬가지다. 척추(등뼈)가 바로 서 있지 않으면 온갖 병이 생기고 없어도 되는 살이 찐다. 등뼈가 바로 서 있지 않으면 뱃살 같은 부분 비만이나 전신 비만이 된다. 살이 찌면 많이 먹어서거나 타고 나기를 그래서 그렇다고 하는데, 글쎄올시다.

이렇게 한번 생각해보자. 많이 먹으면 살이 찐다는데, 왜 많이 먹으면 살이 찔까? 무슨 하나 마나 한 소리냐고? 그럼, 이렇게 이야기해보자. 많이 먹어도 살이 찌지 않는 사람은 왜 그럴까? 또 많이 먹지 않아도, 물만 먹어도 살이 찐다는 사람은 왜 그럴까? 그러니까 살이 찌고 안 찌는 것은 음식을 많이 먹고 안 먹는 것과 크게 상관없다는 것을 알 수 있다.

자본주의는 힘이 세다

등뼈가 바로 서 있어서 몸이 펴지고 신경이 트여 있으면 몸은 필요한 만큼 먹고, 살은 알맞게 찐다. 게걸스럽게 먹어대는 것은 포만감을 느끼는 신경에 문제가 있어서다. 배가 부른데도 배부른 것을 느끼지 못하기 때문이다. 음식을 거부하는 거식증 역시 신경이 눌려 있어서다. 배가 차지 않았는데도 찼다고 느끼는 것이다.

그러면 신경에 이상은 왜 생기는가? 뼈가 틀어져서다. 등뼈가 틀어져서다. 뱃살이 나오는 것은 허리등뼈가 만곡을 그리지 못하고 일자 형태를 이루기 때문이다. 몸이 앞으로 꼬부라지니 뱃살을 찌워 가슴 위를 받치게 되는 것이다. 아무리 먹어도 살이 찌지 않는 사람은 소장이 굳어서 양분 흡수를 제대로 못 해서다. 장이 굳은 것은 일찍이 뼈가 틀어져서 오장육부가 제자리를 벗어났기 때문이다. 몸이 펴지지 않아서다.

다이어트나, 무리한 운동, 단식으로 살을 조절하려는 사람, 그런 사람들을 자극해서 장사하는 사람, 살을 빼다 안 되면 부모에게 책임 전가하는 사람, 모두 다 안타깝다. 다른 병과 마찬가지로 비만에 대한 미신도 끝없이 이어질 것이다. 스스로 뼈를 바로 세워서 해결하기보다 돈으로 문제를 해결하려는 욕망이 늘 앞선다. 자본주의는 힘이 세다.

요즘 사람들 글 읽기

요즘 사람들은 글을 읽을 때 찬찬히 하나하나 뜯어가며 읽지 않는 것 같다. 제목만 보고 말거나 그냥 쓱 훑어보는 것 같다. 긴 글을 좋아하지 않는 것은 물론이다. 글을 쓰는 사람으로서는 참 허망하다. 한 글자 한 글자에 온갖 경험이 녹아 있고, 읽는 사람에 대한 배려가 숨어 있는데. 하하. 짧은 글 쓰고 싶어도 사람들이 제대로 이해를 할까를 생각하면 글이 자꾸 길어진다. 운동을 좀 배웠다고, 안다고 하는 사람도 종종 덜 익은 복숭아 같은 상태에 머물러 있음을 보면 글을 짧게 쓸 수가 없다. 길게 쓴다고 될 일도 아니지만. 진퇴양난이다.

40. 무좀

발가락이나 발톱, 발바닥 무좀으로 고생하는 사람도 많다. 무좀은 발이나 발가락 사이가 가렵고 피부가 갈라지고 벗겨지거나 각질이 생기는 증상을 말한다. 현대의학에서는 무좀을 곰팡이에 의한 감염으로 본다. 곰팡이는 무덥고 습한 날씨를 좋아한다. 여름에 곰팡이가 많이 생기고 활동이 왕성한 이유다. 무좀이 생기면 냄새가 많이 나고, 신발이나 발수건을 같이 사용하면 다른 사람에게 전염이 된다.

병원에서는 발을 깨끗이 씻고 건조하게 해주며 항진균제(곰팡이를 박멸하는 약)를 발라주면 좋다고 한다. 한의원에서는 말초혈액순환이 잘 되지 않은 것으로 보고 혈액순환이 잘 되도록 항상 몸을 따뜻하게 하라고 한다. 과로와 스트레스를 줄이고 잠을 충분히 자라고 한다.

민간요법으로 식초를 이용하는 때도 있는데, 식초와 같은 강한 산성 액체에 발을 담그면 피부를 다쳐서 세균에 감염될 수가 있다. 식초에 정로환을 풀어서 발을 담그기도 하는데 정로환의 살균 효과에 생각이 미친 듯하다. 이 역시 근본 원인을 모르고 하는 행위다.

원인의 원인을 찾아야

하나같이 증상을 완화하는 데 약간의 도움을 줄 뿐이고, 어느 방법도 무좀을 완전히 퇴치하지 못한다. 양의는 문제가 되는 부분에 현미경을 들이대 보니 곰팡이가 많이 보여서 곰팡이가 원인이라 보고, 곰팡이를 퇴치하는 방법을 쓴다. 한의는 어느 병이나 마찬가지로 기혈이론으로 설명한다. 기가 허하고 혈액순환이 잘 안되어서 생긴 병이므로 기를 보충하고 혈액순환을 도와주는 침이나 뜸, 그리고 약물을 먹으라고 한다.

〈밥과몸〉의 입장에서는 양의나 한의나 성에 차지 않는다. 양의가 말하는 대로 곰팡이가 원인이라면 곰팡이를 없애는 약을 바르고 먹어도 왜 곰팡이는 없어지지 않고 계속 생길까? 한의는 왜 무좀을 치료하지 못할까? 침과 뜸으로, 보약으로 기혈을 보충해도 무좀은 왜 없어지지 않을까?

무좀에 대한 <밥과몸>의 이해

〈밥과몸〉은 무좀이 생기는 이유를 다음과 같이 설명한다. 발가락뼈가 틀어져 발가락과 주변 근육이 굳어서 생긴다고. 근육이 굳으면 해당 부위에 피가 잘 통하지 않고 신경이 약해져 곰팡이 같은 병균이 자리 잡고 살기 좋은 환경이 조성된다고 이해한다. 이로써 양의가 말하는 곰팡이 이론, 한의가 말하는 기혈순환이 안 되는 이유가 다 설명된다.

발가락을 뽑고 발목을 돌리고 - <밥과몸>의 무좀퇴치법

틀어진 발가락뼈를 바로잡고 굳은 근육을 풀어주면 된다. 방법은 손가락으로 발가락을 모두 감싸 잡고 이리저리 돌리다가 발등이나 발바닥 쪽으로 꺾어주거나 엄지와 검지로 발가락을 하나씩 뽑아준다. 그러면 "똑" 하는 소리가 나면서 발가락 근육이 풀린다. 발가락을 하나씩 잡고 돌려주는 것도 좋다. 발가락 마디를 눌러서 아픈 사람은 뼈가 접질려 있고 근육이 굳어 있으므로 이런 방법으로 뼈를 바로잡고 근육을 풀어준다. 발목도 자주 돌려서 발 근육을 부드럽게 한다. 이렇게 하면 발목 부상 예방에도 좋다.

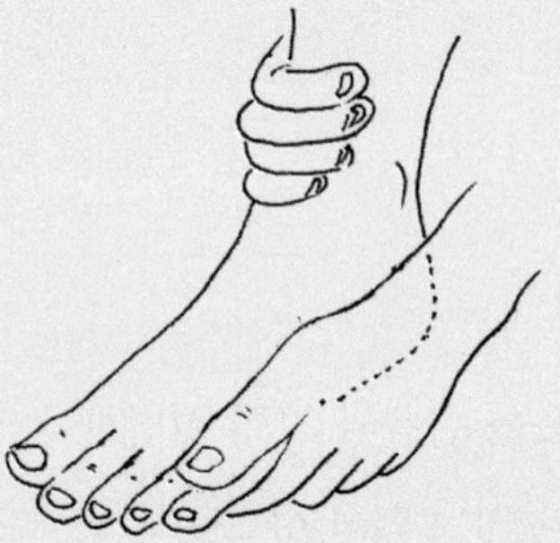

1. 한 손은 발목을 잡고
2. 다른 손으로
   발가락 관절 부위를 잡고
   발가락을 앞으로 뽑는다.
3. 발가락을 하나씩 또는
   여러 개 동시에 꺾어준다.

발가락 뽑기

주의

1. 발가락을 비틀어 뽑을 때 엄지발가락은 검지발가락 방향으로 비틀고, 검지부터 새끼발가락은 엄지발가락 쪽으로 비틀어준다.
2. 「21. 손가락, 손목, 팔꿈치 이상」 편에서 손가락 비틀어줄 때와 같다.

* 필자와 같이 여름에 물신(농사용 긴 장화)을 신고 작업을 하는 사람은 발가락 사이에 물집이 생기는 수가 있다. 그럴 때는 물신을 신기 전에 발가락 사이에 화장지를 한 칸쯤 찢은 다음 접어서 끼우면 좋다. 자주 신는 장화 밑바닥에는 포장용 상자를 이용해서 깔창을 만들어 깔고 신는다. 습기를 빨아들여 장화 안을 건조하게 하는 효과가 있다.

41. 허리가 서야 병이 낫는다

상담을 하다 보면 환자한테서 종종 듣는 말이, "내 병은 언제 나을까요?" 하는 말이다. 답답한 마음에 하는 말이다. 이에 대한 필자의 대답은, "허리가 바로 서면 낫습니다."이다.

모든 병이라 하면 그렇고, 대부분의 병은 (원리상으로는 모든 병이라 하면 좋겠으나 필자가 모든 병을 다 아는 것도 아니니 애매하기도 하고 겸손하기도 한 표현인 '대부분'이 좋겠다) 허리가 구부러져서 생긴다. 허리를 펴면 살고 굽으면 죽는다고 할 정도로 허리를 세우고 사는 것은 중요하다. 많은 시간을 의자에 앉아서 생활하는 현대인들에게 허리를 세우는 것은 건강을 지키는 필수 요건이다.

허리의 중요성을 이야기하다가 이런 말도 한다.

"결혼 상대를 고를 때는 상대의 허리가 바로 서 있는지 보십시오. 이미 결혼을 했거든 지금부터라도 허리를 세우는 노력을 하십시오."

허리가 무너지면 천 가지, 만 가지 병이 생긴다

여러 차례 이야기하지만, 허리가 바로 서 있지 않으면 첫째, 오장육부가 눌리게 되어 심장과 폐는 물론 위, 장, 간 등 내장기관에 각종 이상을 가져온다. 둘째, 목과 등이 굳으면서 눈, 코, 귀, 입의 이상은 물론 불면증, 우울증, 공황장애 같은 증상을 가져온다. 셋째, 허리가 무너진 사람은 골반도 무너져 있으므로 골반 안에 있는 장기의 이상도 가져와서 자궁이나 방광의 이상을 초래한다. 넷째, 면역기능이 떨어진다. 몸 여기저기가 틀어지고 굳어서 신경이 약해지고 피가 잘 통하지 않으니 병원체에 약한 몸이 된다. 끝으로 골반과 연결된 다리에도 문제를 일으킨다. 그야말로 굽은 허리는 만병의 원인이 된다. 결혼 상대를 고를 때 허리가 바로 서 있는지를 살피는 것이 그래서 필요하다.

밥을 먹을 때나 책을 볼 때, 허리를 세우고 있는 사람을 보기 어렵다. 사람들이 모여 앉아 대화를 할 때도 벽을 찾아다니는 사람이 있다. 벽에 비스듬히 기대지 않으면 앉아 있을 수가 없는 것이다. 기대면 허리가 더욱 무너진다. 소파에 반쯤 누운 자세로 앉아 있는 것은 허리를 망가뜨리는 방법이다. 몸을 병들게 하는 자세다. 몸이 파묻히는 의자 또한 마찬가지다.

이 글을 시작할 때 「1. 몸을 병들게 하는 자세」에서 말한 대로 몸이 아픈 사람은 자신의 평소 생활습관을 살필 일이다. 병은 잘못된 생활습관에서 온다. 몸을 구부리고 사는데도 다행히 별 이상이 없으면 천우신조라 생각하고 지금부터라도 몸을 펼 일이다. 중년 뱃살을 걱정하는 사람도 있는데, 아랫배는 나이 먹고 나오는 게 아니다. 구부린 몸의 상체를 받치기 위해 나오는 것이다. 오래 구부리고 생활해서 나오는 살이다. 배 전체가 앞으로 나온 사람은 허리가 일자가 되다 못해 척추 전체가 뒤로 넘어가는 형태가 되어서다.

허리가 바로 서면 살 빠지고 키도 큰다

튀어나온 배, 늘어난 살을 빼기 위해 무리한 다이어트를 할 게 아니다. 무리한 다이어트는 대부분 실패로 끝난다. 차라리 저녁 6시면 6시, 또는 7시면 7시부터 다음 날 아침까지 속을 비우는 게 좋다. 12시간 이상 속을 비우면 된다. 그리고 무엇보다 중요한 것은 허리를 세우는 것이다. 허리가 서면 가슴도 어깨도 펴지게 되어 있다. 고개도 들게 되어 있다. 그러면 살은 있을 자리에 있게 되고 불필요한 살은 없어진다.

허리가 바로 서면 잃었던 키도 찾을 것이다. 몸이 구부러져서 줄어들었던 키가 몸이 펴지면서 다시 늘어나기 때문이다.

생활 속에서 허리 세우기

1. 컴퓨터를 사용할 때 화면이 눈높이에 오도록 높이 조정. 특히 노트북 사용할 때 몸이 앞으로 많이 구부러진다.

2. 운전할 때 허리에 방석이나 목베개를 받친다. 허리가 굽은 사람은 베개를 받치면 많이 아프다. 아파도 하다 보면 통증이 차츰 가신다. 차 좌석마다 목베개를 비치하도록 한다.
3. 방바닥에 앉았을 때 허리를 세우고 앉아 있기 힘들면 꿇어앉는다. 꿇어앉지 못하게 하는 의사도 있는데 꿇어앉아서 생활하는 나라, 사람들도 있다.
4. 의자에 앉아 있을 때는 등받이에 기대지 않는 습관을 들인다.
5. 앉아서 다리를 세워 무릎을 끌어안거나 다리를 옆으로 꼬지 않도록 한다.
6. 허리를 세우는 데는 방석운동이 기본이다.「3. 허리 통증 벗어나기」 참조.

42. 안면마비 - 구안와사, 틱장애

얼굴 없는 시대가 되었다. 모두가 마스크를 쓰고 다니니 사람들의 표정을 알 수 없다. 환자 아니면 범죄자나 쓰던 마스크를 너나없이 쓰고 사니 모두가 환자고 모두가 의심스러운 사람이 되었다. 누가 무슨 생각을 하는지 알 수가 없다. 기묘한 만남, 어색한 만남이 계속된다.

얼굴로 말할 수 있는 까닭

사람은 말로만 말하지 않는다. 얼굴로도 말한다. 표정만으로도 자기 생각과 감정을 다양하게 드러낼 수 있다. 연극이나 영화를 보면 배우의 연기에서 표정이 얼마나 중요한지 알 수 있다. 표정으로 사람을 슬프게 하고 표정으로 사람을 웃기기도 한다.

사람의 얼굴에는 눈을 깜빡거리는 데 쓰이는 근육이 있고, 코를 벌름거리거나, 입술을 움직이거나 음식을 씹을 때 쓰이는 근육이 있다. 그 외에도 다양한 표정을 짓는 데 쓰이는 근육이 있다. 이런 근육은 뇌의 지시를 받아서 움직이는데 지시는 신경을 통해서 받는다.

사람의 얼굴은 면적에 비교해서 다른 신체 부위보다 훨씬 많은 신경이 퍼져 있다. 다양한 표정이 가능한 이유다. 얼굴에 고장이 나면 표정을 지을 수 없게 된다. 전부 아니면 일부가 무표정한 상태가 된다. 눈이 잘 안 감기거나 입이 한쪽으로 돌아가는 증상이 나타나기도 한다(구안와사). 일명 '틱' 장애라 해서 얼굴 한 부분이 떨리는 증상이 나타나기도 한다. 표정을 짓기 어려우니 마스크를 쓰지 않고도 쓴 것처럼 된다. 답답한 일이다.

왜 이런 일이 일어날까?

먼저 삼성서울병원의 의견을 들어보면, "**원인은 아직까지 분명치 않지만, 일반적으로 바이러스 감염 혹은 자가 면역 과정에 의한 신경염으로 생각된다**"고 한다. 어려운 말이다. 아마도 면역력 과잉으로 자기 몸을 스스로 공격해서 일어나는 증상이라는 말인 것 같다. 자기 몸을 스스로 공격한다? 참 난해한 말이다. 이런 증상은 최소한 일 년에 3,000명 이상에게 나타난다고 한다. 치료를 해도 다양한 후유증이 남을 수 있다고 한다. 다행히 대부분 자연치료가 되지만 후유증을 예방하기 위해 초기에 스테로이드제나 항바이러스제 등의 약물치료를 권한다. 심할 때는 수술도 권한다.

이제 〈밥과몸〉이 말할 차례다.

안면마비나 경련(틱 증상)은 목뼈가 틀어지거나 턱관절이 틀어져서 생기는 것으로 본다. 목뼈나 턱관절이 틀어지면 얼굴 근육이 땅겨서 긴장한 나머지 굳게 된다. 평소 굳은 상태로 있다가 갑자기 찬 바람을 쐰다든지 얼굴을 바위와 같은 차가운 물체에 대고 자면 근육이 완전히 굳어서 근육 속을 흐르는 신경을 누르게 된다. 그 때문에 신경이 약해져 얼굴의 한 부분, 또는 전체가 표정을 지을 수 없게 된다. 눈이나 얼굴이 떨리는 '틱' 증상은 차단된 신경이 길을 트기 위해 보이는 현상이다.

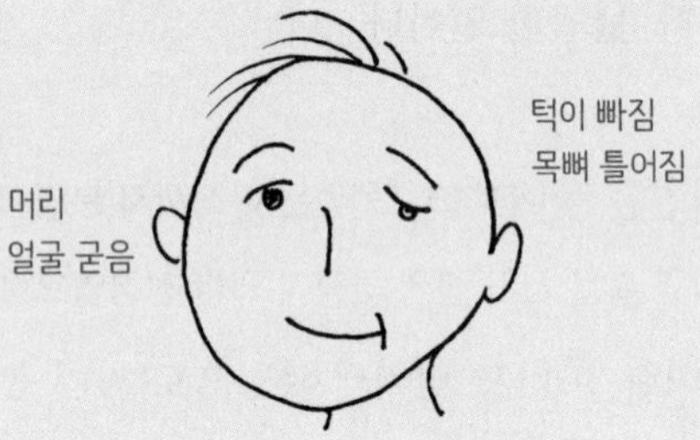

1. 머리, 얼굴 근육 문지르고 두드리기
2. 목뼈 바로잡기-도리도리 운동
3. 턱관절 제자리에 넣기
「27. 턱관절 이상」 참조

해결방법

목뼈를 바로잡고, 굳은 얼굴을 풀어주도록 한다. 등 근육도 같이 풀어준다. 아래 그림에 표시한 곳을 손바닥이나 손가락으로 비비거나 눌러준다. 「4. 뇌졸중, 치매 예방법」, 「27. 턱관절 이상」, 「33. 불면증」 편을 참조하기 바란다.

43. 발바닥 통증 - 족저근막염

"발바닥이 아파서 걷지를 못하겠어요."

"아픈 발바닥을 두드려 패세요."

"?"

"발바닥이 아픈 것은 발바닥 근육이 굳어서 그런 거니까 두들겨서 풀어주면 됩니다."

"병원에서는 무리하지 말라고 하던데요?"

"그러면 그렇게 하시고."

가끔 발바닥이 아파서 걸을 수가 없다고 호소를 하는 분을 만난다. 그럴 때 환자와 필자가 주고받는 대화의 일부다.

손바닥이든 발바닥이든 어디든지 아프면 더럭 겁부터 난다. 그게 사람이다. 그리고 그 순간부터 아픈 부위는 손을 대지 않게 된다. 손을 대면 더 아프니까. 그리고 병원에 간다. 아프지 않고 낫기 위해서 병원을 찾는다. 일단 통증을 없애준다고 하니까. 현대의학의 가장 큰 매력이 바로 통증을 없애주는 것이다. 병원에는 통증을 없애는 진통제가 있다. 염증을 없애는 소염제도 있다. 진통소염제를 빼놓고 병원치료를 말할 수 없을 만큼 진통소염제는 현대의학의 필수품이다.

약이 되고 독이 되는 아스피린

진통제는 크게 두 가지가 있는데 하나는 아스피린처럼 통증을 유발하는 물질의 생성을 억제하는 것이고, 또 하나는 뇌로 가는 통증 신호를 차단하는 것이다. 진통제는 통증을 못 느끼게 하는 것이지 치료제가 아니다. 모르핀, 헤로인 같은 마약성 진통제가 이에 해당한다. 이런 약들은 적절하게 사용하면 통증의 감소는 물론 질병 치료에 도움이 되지만, 많이 사용하면 위나, 간, 신장에 돌이킬 수 없는 해를 끼친다.

그러므로 많이 아플 때는 부득이 병원을 찾고 진통소염제에 의지해야겠으나, 웬만하면 약물에 의지하지 않고 병을 다스려야 한다. 족저근막염 같은 것이 그렇다. 타는 듯한 통증, 저림, 감각 둔화 등, 보행을 어렵게 하는 여러 증상은 발바닥 근육이 굳어서 나타나는 증상이다. 그러므로 굳은 근육을 푸는 것이 답이다. 푸는 방법은? 아픈 부위를 두들겨 패는 것이다. 두드려야 풀린다. 그런데 아프다. 아픈 데를 두드리니 오죽 아프겠는가? 그런데 아픈 것을 참고 두들기다 보면? 안 아프다. 굳은 데가 풀리면 안 아프다. 한꺼번에 풀기가 힘들면 나누어서 풀면 된다. 아픈 데가 남아 있으면 걸을 때 발로 땅을 힘차게 차며 걷는다.

고쳐야 할 병통

〈밥과몸〉은 약물과 수술에 의지하지 않고 건강하게 사는 것을 지향한다. 병의 근본 원인을 제거하고자 한다. 부득이 약물과 수술에 의지해야 할 때도 있으나 그럴 때도 최소한에 그쳐야 한다. 굳이 약물과 수술에 의지하지 않아도 될 것을 걸핏하면 병원을 찾는 것이야말로 병통이다.

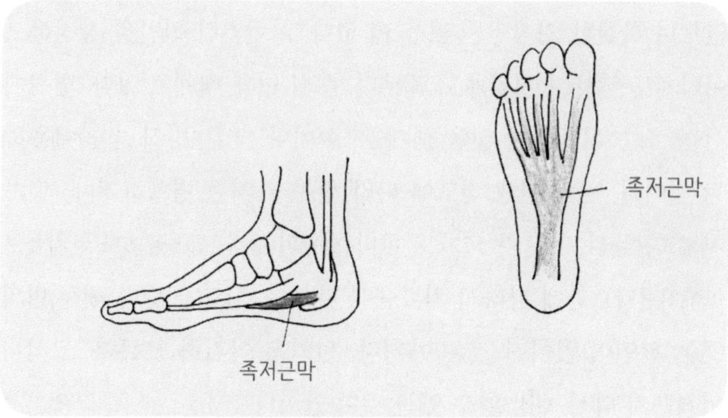

「19. 아프면 두드려라」 편 참조

여러 번 하는 이야기지만 병은 몸이 굽어서 생긴다 해도 지나친 말이 아니다. 이런 증상이 생기는 것도 몸이 굽어서다. 몸이 굽어서 앞으로 동그랗게 말려 있으면 발바닥이 굳는다. 체중이 앞으로 쏠려 발바닥 근육이 한쪽으로 밀리면서 생기는 증상이 족저근막염이다. 허리 세우고 가슴 펴고 살 일이다.

44. 유방암

암에 대해서도 현대의학은 오리무중이다. 도무지 원인을 알 수 없으니 확실한 처방인들 있을 리 없다. 이런저런 원인을 상정하고 이렇게도 해보고 저렇게도 해본다. 수십 년째 헤매고 있다. 병원에서는 표준 치료라는 것을 한다. 수술이나 약물, 방사선을 이용하는 것이다. 병의 진행 정도에 따라 한두 가지를 병행하거나 세 가지를 다 한다. 치료가 되기도 한다(병원의 주장. 생존율이나 완치율로 이야기한다). 암에 따라서 치료율이 다르다. 치료가 됐다 해서 병의 근본 원인이 없어진 것은 아니다. 원인은 여전히 모른다. 그러니 언제든지 다시 재발할 수 있는 것이 암이다.

유방암

여성이라면 누구나 은근 불안을 느끼는 것이 유방암이다. 한 해 2만 명 이상이 유방암에 걸린다는 통계도 있다. 빠르게 늘고 있다. 다른 암과 마찬가지로 유방암도 그 원인을 모른다. 원인을 모르니까 되레 원인으로 지목되는 것이 많다. 음식도 원인이고 공기, 물,

흙도 원인이다. 합성화학물질은 말할 것도 없다. 병마다 언급되는 비만이나 흡연, 가족력도 빠지지 않는다. 이렇게 원인이 많아서야 암에 걸리지 않을 재간이 없다.

<밥과몸>도 암을 잘 모른다, 다만

암에 대해서 잘 모르기는 〈밥과몸〉도 현대의학과 크게 다르지 않다. 그러나 나름대로 생각하는 바는 있다. 유방암도 다른 병과 마찬가지로 근본 원인은 몸이 틀어진 데 있다고 본다. 몸이 틀어져서 피의 생성과 흐름이 원활하지 않고, 신경이 막혀서 몸의 기능이 떨어져 생기는 병이라고 본다. 여기에 현대의학에서 말하는 여러 가지 원인이 더 얹혀 생기는 병이라고 보는데, 〈밥과몸〉은 그중에서도 다음 서너 가지에 강력한 의심을 품고 있다. 그 첫째가 우유와 같은, 몸이 소화하기 힘든 유제품이다. 우유에 대해서는 논란이 많은데 우유를 많이 먹는 나라일수록 유방암 발생률이 높다는 것이다. (우유의 유해성에 대해서는 『오래 살고 싶으면 우유 절대로 마시지 마라』 외에 국내에 소개된 책들 참조.) 우유를 많이 소비하는 나라일수록 유방암뿐만 아니라 골다공증 환자도 많다고 한다. 우유와 같은 고단백질식품은 산성 식품이기 때문에 우유를 계속 마시면 몸이 산성화된다. 결과적으로 몸이 알칼리성을 유지하기 위해 뼛속에서 칼슘을 뽑아내 골다공증을 유발한다.

화학물질에 전 현대인

그다음 강력한 의심이 가는 원인은 각종 화학물질이다. 생활 속 화학물질은 헤아릴 수 없을 정도다. 화장품, 세제, 각종 염색제는 물론 돌림병 예방을 위해 쓰이는 소독제도 화학물질이다. 의약품도 비타민도 향수도 화학물질이다. 음식에 맛과 향을 내기 위해 쓰이는 화학물질도 많다. 몸이 감당할 수 없는 물질을 끊임없이 뿌리고, 바르고, 심지어 먹으며 살고 있으니 몸에 병이 안 나는 게 이상하다 할 것이다.

유전자조작식품 최대 수입국

또 한 가지는 유전자조작식품(GMO)이다. 이 또한 심각한 상황이다. 한국은 세계에서 유전자조작식품을 가장 많이 소비하는 나라다. 그만큼 유전자조작식품에 관대하다. 이름조차 유전자변형(재조합) 식품이라 부른다. 이에 대해서는 뒤에 따로 긴 설명을 할 예정인데, 다른 것도 그렇지만 도무지 우리에겐 '생각'이라는 게 있는지 생각하게 하는 문제다. 유전자조작 농산물로는 콩, 옥수수, 알팔파, 면화 같은 게 있다. 소, 돼지, 닭 같은 가축이 먹는 사료는 대부분 유전자조작 농산물로 만든다. 그걸 사람이 먹는다. 극장에서 튀긴 유전자조작 옥수수를 큰 통에 담아 나누어 먹고 있는 젊은 남녀를 보면, 가슴이 답답하다. 파는 사람이나 먹는 사람이나…….

가슴가리개는 꼭 필요할 때만

여기에 하나 빼놓을 수 없는 것이 여자들의 가슴가리개다. 미용상이나 기타 필요에서 가슴가리개를 사용하는데 그것이 가슴과 겨드랑이를 조여서 병을 낳는다. 마스크로 입을 틀어막고 가슴가리개로 가슴을 죄면서 병 없이 살기를 바라지 말 것이다.

몸이 틀어져 있는 데다 감당할 수 없는 갖가지 물질들로 몸을 혹사하고 있으니 어찌 병들지 않을 것인가. 암뿐만 아니라 온갖 병을 부르고 산다. 화학물질이나 유전자조작 식품은 성한 몸도 견딜 수 없다. 한 가지가 빠졌다. 방사능이다. 방사능을 이길 면역력 없다. 암에 안 걸리고 죽는 게 신기한 때가 온 것이다.

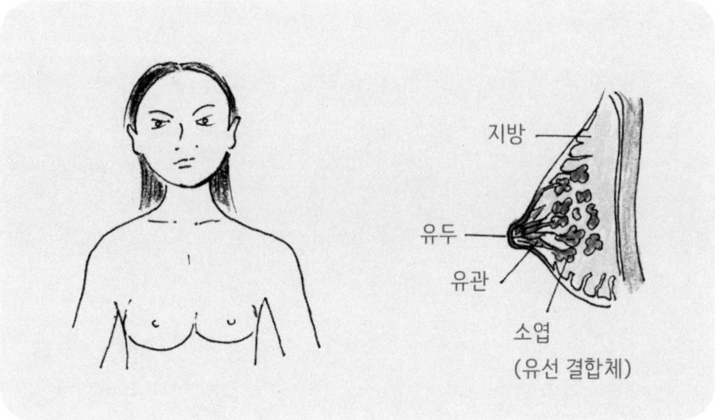

예방

화학물질이나, 유전자조작식품, 고단백질식품을 되도록 멀리하면서 몸을 바로잡는다.

1. 허리를 세우고, 자주 몸을 앞뒤 좌우로 흔들어준다. 온몸운동이나 허리비틀기를 한다.
2. 젖가슴과 주변 근육을 풀어준다. 특히 겨드랑이와 빗장뼈 밑의 근육을 잘 풀어준다.
3. 자가 진단을 하고 정기적으로 영상검진을 하지 않도록 한다. 젖가슴은 지방층이 바탕이다. 거기에 영상촬영을 하는 것은 기름에 불을 붙이는 격이다. 이에 대해서는 따로 건강검진을 이야기할 때 자세히 언급할 것이다.

45. 역류성 식도염

역류성 식도염이란 병으로 고통받는 사람도 많다. 역류성 식도염은 말 그대로 먹은 음식물이 위에서 아래로 내려가지 않고 식도로 거슬러 올라와 식도에 염증을 일으키는 것을 말한다. 역류성 식도염에 걸리면 음식을 먹고 난 후 가슴이 따갑거나 몹시 쓰리다. 그 밖에도 가슴이 답답하거나 목에 이물질이 걸린 듯한 느낌, 가슴 통증 등 여러 증상이 있다. 이런 증상은 식도로 올라온 음식물과 위산이 식도 점막과 접촉할 때 생긴다. 증상이 계속되면 식도에 궤양이 생기거나 식도암으로 발전할 수 있다.

서울대학교병원이 제공하는 의학 정보에 따르면, 역류성 식도염은 식도의 조절기능 약화로 식도와 위의 경계 부위가 완전히 닫혀 있지 않아 위의 내용물이나 위산이 식도로 역류해서 나타나는 것이라 한다. 비만, 음주, 흡연 등이 악화요인으로 작용할 수 있다고 한다.

"?"

이 정보를 아무리 뜯어 봐도 원인을 모르겠다. 식도의 조절기능

약화를 원인이라고 하는데, 그러면 식도의 조절기능은 왜 약화되었는가?

돌팔이의 의심은 그치지 않는다. 이렇게 의심이 많으니 병원치료라는 게 영 미덥지 않다. 병원에서는 위산 분비 억제제로 치료를 한다고 한다. 식도의 조절기능 약화가 원인이라면 식도의 조절기능을 정상으로 돌려놓는 것이 치료 아닌가? 그런데 위산의 분비를 억제하는 게 치료라니, 알 수 없는 일이다. 병의 근본 원인을 모르니 역시 '대증요법'이다. 그냥 증상만 없애겠다는 것이다. 평생 약을 먹어야 한다는 말이다.

병을 예방하기 위해 기름진 음식이나 과식, 취침 전의 음식 섭취, 카페인 음료, 탄산음료 등은 피하라고 한다. 이런 예방법은 역류성 식도염에만 해당하는 게 아니다. 모든 병의 예방을 위해 필요하다.

<밥과몸>이 보는 역류성 식도염

식도에는 위로 들어간 음식물이 다시 식도로 올라오지 못하게 하는 밸브가 있다. 이 밸브를 괄약근 또는 조임근이라 하는데, 역류성 식도염은 이 밸브가 고장이 나서 생기는 병이다. 밸브가 고장이 나는 것은 위와 주변 근육이 굳어서다. 위와 주변 근육이 굳으면 위로 가는 신경이 약해져서 조임근(괄약근)이 잘 움직이지 못하게 된다.

병의 예방과 치료: 위로 가는 신경을 틔우고, 위와 주변 근육을 풀어야 한다. 위가 굳은 사람은 명치 부근을 누르면 몹시 아파한다. 배도 팽만한 경우가 많다. 굳은 위를 풀려면 허리를 세워야 한다. 손이나 공으로 위와 장을 풀어야 한다. 식이요법을 겸하는 것이 좋다. 운동 이야기에 소개한 여러 운동법 중에서 「34. 위장 통증 벗어나기」 나 「23. 왜 아픈지 모르는 사람에게」, 「24. 체했을 때」를 참고하기 바란다.

그리고 꼭 알아두어야 할 것이 위내시경 검사도 역류성 식도염을 일으킬 수 있다는 것이다. 위 속을 들여다보기 위하여 거울을 집어넣었다 뺐다 하다 보면, 조임근이 손상될 수 있다. 건강을 염려해서 받는 검사가 없던 병을 만들기도 하니 주의할 일이다.

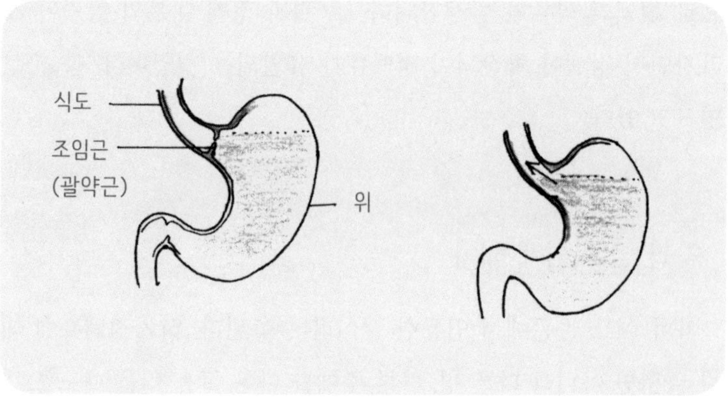

위 조임근

46. 하지정맥류

하지정맥류(下肢靜脈瘤)

허벅지나 종아리, 발목 부위의 핏줄이 시퍼렇게 부풀어 오르고 다리가 무겁고 피곤한 증상이 나타난다. 그 외에도 쑤시거나 타는 듯한 느낌, 경련을 동반하기도 한다. 이런 증상이 나타나는 원인에 대해 지식백과는 "나이가 증가함에 따라 정맥의 탄력이 감소하여 확장하게 되고, 정맥 내의 판막도 약해지게 되어 결과적으로 혈액의 역류가 발생합니다. 그 결과 정맥 내부의 압력이 올라가면서 정맥이 확장되어 정맥류가 유발되는 것입니다."라고 설명하고 있다.

말과 글은 쉽게 해야

아마 어느 논문에서 인용한 글이라 추측된다. 하지정맥류에 대한 글뿐만 아니라 다른 병, 다른 주제를 다룬 글을 읽을 때도 느끼는 것이지만, 사람들이 글을 참 어렵게 쓴다는 것이다. 글쓰기에 대해서도 사람마다 생각이 있겠지만, 필자는 좋은 글은 일단 다른 사람이 쉽게 읽고 이해할 수 있는 글이 아닌가 한다. 누구를 아는 체하거나, 친한 척한다는 게 대단히 조심스럽기는 하나(그 사람에게 어떤 괴로움이나 손해를 끼칠까 봐), 이상석 선생은 글을 "똥 누듯이 쓰라"고 한다. 억지로 꾸미지 말고 편하게 자연스럽게 쓰라는 말인 것 같다. 참 좋은 말씀이다. 오래전에 5.18 특별법 제정과 관련해서 곽노현 교수를 만났을 때 그 자리에 함께한 법대학생들에게 필자가 "법관이 되거들랑 판결문 좀 쉽게 써주세요."라고 부탁했던 기억이 난다.

머리에 먹물이 들면 들수록 말과 글을 어렵게 하는 경향이 있다.(필자의 편견인가?) 말을 하고 글을 쓰는 이유가 혼자 말하고 혼자 읽기 위해서가 아닐 터인데, 굳이 어렵게 하는 이유는 무엇일까? 할 말이 많아진다. 오늘 주제가 아니기에 이 정도로 하고 다시 하지정맥류 이야기를 계속하기로 한다.

하지정맥류는 하지(다리)가 굳어서 생기는 병

하지정맥류는 하지가, 즉 다리가 굳어서 생기는 병이다. 다리 근육이 굳으면 근육 속을 지나는 혈관이 눌려서 피가 잘 흐르지 않게 된다. 특히 혈관 곳곳에는 피가 거꾸로 흐르지 않게 하는 판막(밸브)이 있는데 이 판막의 신축성이 떨어진다. 그리하여 심장으로 흘러가야 할 피가 고이는 현상이 나타나고 그로 말미암아 피가 고이는 곳의 혈관이 부풀어 오르게 된다. 그러므로 하지정맥류를 고치려면 굳은 다리 근육을 풀어주어야 한다. 다리가 굳는 이유야 많다. 고관절의 한쪽, 또는 양쪽이 빠져 있으면 빠지는 다리를 붙들어 두기 위해 자기도 모르게 다리에 계속 힘을 주다 보면 다리 근육이 굳는다. 또 오래 서 있다 보면 굳을 수도 있다. 이렇거나 저렇거나 정맥류는 다리 근육이 굳어서 생긴 병이니까 굳은 근육을 풀어주면 된다. 그런데 치료를 한답시고 여러 부작용이나 합병증의 위험을 무릅쓰고 이런저런 병원치료를 감행하는 것은 현명한 처사가 아니라고 본다. 물론 각자 알아서 할 일이다.

굳은 다리 푸는 방법이야 여러 가지가 있지만 그중에서도 「31. 고관절 이상」과 「6. 무릎 통증 벗어나기」 편이 도움이 되리라 본다.

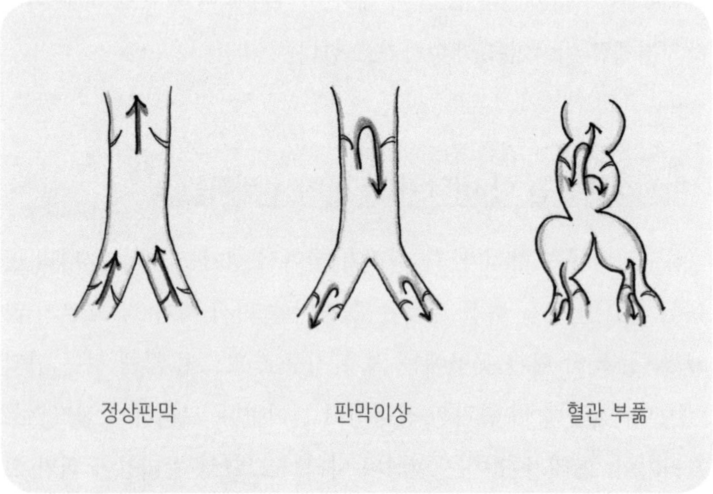

47. 파킨슨병

파킨슨병은 불치병인가

현대의학에서 불치병으로 분류해 놓은 목록에 파킨슨병이란 게 있다. 이 병에 대한 현대의학의 설명은, 뇌의 신경호르몬인 도파민이 부족해서 생기는 병이라고 한다. 이 병에 걸리면 온몸의 근육이 서서히 굳어가다가 끝내는 움직일 수 없게 된다고 한다. 손이 떨리고, 동작이 느려지고, 얼굴 표정이 무표정해지는 등의 증상으로 사회생활이 어려워진다고 한다. 현대의학으로는 치료할 수 없고 다만 약물로 병의 진행 속도만 늦출 수 있다고 한다.

병을 고친다는 것은 어떤 것인가

다른 병을 이야기할 때도 그랬지만, 이번에도 부득불 현대의학에 대해 한마디 해야겠다. 현대의학은 위에 말한 대로 파킨슨병이 신경전달물질-도파민이 부족해서 생기는 병이라 하고, 도파민이 부족한 원인을, 확실하지는 않지만, 환경, 유전, 노화, 단백질 처리 기능의 이상 등이 복합적으로 영향을 미친 것 같다고 한다. 오리

무중이다. 그런데 안 되면 조상 탓이라고, 현대의학은 왜 걸핏하면 유전을 끌어다 붙이는지.

원인을 제대로 모르니 치료들 제대로 할 수가 없다. 그래서 어떡하든지 증상만 없애거나 완화하는 데 매달리게 된다. 방법은 약물치료다. 고혈압이 그렇고, 당뇨병이 그렇다. 그 외에도 수많은 병을 고치는 것이 아니라 환자를 약물에 의지하게 한다. 병원이 고칠 수 없는 병이 얼마나 많은지, 불치병의 목록을 찾아보기 바란다. 사람들이 고친다고 알고 있는 병들이 사실상 고치지 못하고 각종 약물로써 증상만 억제하고 있다는 것을 알 것이다.

파킨슨병도 마찬가지다. 도파민이 부족한데 왜 부족한지 정확한 원인은 모르겠다, 그러니 인공으로 도파민을 만들어 몸에 넣어주자, 이것이 현대의학의 파킨슨 씨에 대한 대접이다. 도파민의 부작용은 얻는 효과에 가려져 사람들의 관심 밖이다. 부작용도 약물로 다스리면 된다고 믿으니까. 약물에 깊이 중독된 사회다. 병의 원인이야 이런들 어떻고 저런들 어떠리. 부작용이 대수냐? 일단 안 아프면 되지. 맞다. 아프면 병원 가야지. 병이 깊으면 좋은 말도 소음이 된다.

파킨슨병 고치기

파킨슨병은 흉추 3, 4번이 틀어지고, 몸의 기초인 다리의 고관절이 제자리를 벗어나서 생긴 병이다. 벗어나고 틀어진 정도가 심한 나머지 몸 전체가 단단히 굳어서 생긴 병이다. 고관절 집어넣고, 엉치 올리고, 척추 바로 세워야 낫는 병이다. 방석운동, 걷기운동 열심히 하고 의자운동도 빼먹지 말고 해야 한다. 다른 병과 마찬가지로 결국은 허리가 서야 한다. 빨리 낫고 싶으면 음식도 조절해야 한다. 육식을 삼가고, 현미와 과일 채소를 먹어야 한다. 먹어도 천천히, 꼭꼭 씹어 먹어야 한다. 파킨슨병 환자는, '불치의 병은 없다. 불치의 습관이 있을 뿐이다.'라는 신념을 갖고 생활하면 좋겠다.

48. 우울증

사는 게 재미가 없다. 모든 게 부질없다. 당연히 일할 의욕도 없고, 공부할 의욕도 없다. 식욕마저 없다(반대로 마구 먹어대는 예도 있다). 사람 만나는 게 귀찮고, 잠이 잘 안 오거나 너무 많이 잔다. 불쑥불쑥 죽고 싶은 생각이 난다……. 등등

이런 증상을 가진 사람도 많다. 병원에서 말하는 우울증 증상이다. 이런 증상의 원인에 대해 현대의학은 생물학적인 원인, 유전적 원인, 생활 및 환경 스트레스, 그리고 신체적 질환이나 약물 때문이라고 보고 있다. 모두 그럴듯하다. 어느 병인들 그런 원인을 빼놓고 이야기할 수 있겠는가? 그런데 모든 병의 원인을 그렇게 서너 가지로 뭉뚱그려서 이야기할 것 같으면 굳이 병원진단이 무슨 소용이 있겠는가 싶다. 그러므로 그런 식으로 원인을 이야기할 게 아니라 과연 그러한 원인의 원인은 없는가 하고 캐물어야 할 것이다. 가령 뇌의 신경전달물질 불균형은 왜 생겼는지 그 원인을 파고들어야 한다. 그렇게 병의 원인을 찾아가는 것이 합리적일 것이다. 의학이 과학이라면 말입니다.(일부러 '~적'이라는

일본식 표현을 그대로 빌려 썼다. 사람들이 너무나 익숙해해서.)

참고로, 다음 장의 표는 병원에서 우울증 환자를 가려낼 때 가장 많이 사용하는 CES-D(자가우울척도검사)인데 총점이 16점 이상이면 가벼운 우울증 증상을 가진 것이고, 25점 이상이면 중증이라 한다.

경증이든 중증이든, 아무 문제가 없는 사람이든, 이번에는 〈밥과몸〉 식으로 자가진단을 해보기 바란다.

1. 목, 어깨가 앞으로 구부러져 있지 않습니까?
2. 목을 좌우로 흔들 때 빽빽한 느낌이 있습니까?
3. 어깨나 등이 늘 무겁게 느껴집니까?
4. 눈이 침침하고 머리가 무겁습니까?

다음은 양손의 엄지손가락으로 귀 뒤의 두개골 밑 움푹 파인 곳을 눌러보라. 꾸욱 눌러보면 오른쪽이나 왼쪽, 아니면 양쪽이 몹시 아플 것이다. 그다음은 손가락으로 어깨에서 목으로 이어지는 부분의 근육을 힘껏 쥐어보라. 주먹 쥐고 두드려보든가. 몹시 아프거나 그다지 아프지 않을 수도 있다.

왜 이렇게 하느냐?

자기우울척도검사(CES-D)

아래에 있는 항목들이 지난 일주일 동안 귀하에게 얼마나 자주 일어났었는지 체크하세요
A : 극히 드물다(일주일 1일 이하) B : 가끔 있었다(일주일 1~2일간)
C : 종종 있었다(일주일 3~4일간) D : 대부분 그랬다(일주일 5일 이상)

나는 지난 1주일 동안	A	B	C	D
	1일 이하	1~2일	3~4일	5~7일
1. 평소에는 아무렇지도 않던 일들이 괴롭고 귀찮게 느껴졌다.	0	1	2	3
2. 먹고 싶지 않고 식욕이 없다.	0	1	2	3
3. 어느 누가 도와준다 하더라도 나의 울적한 기분을 떨쳐 버릴 수 없을 것 같다.	0	1	2	3
4. 무슨 일을 하든 정신을 집중하기가 힘들었다.	0	1	2	3
5. 비교적 잘 지냈다.	3	2	1	0
6. 상당히 우울했다.	0	1	2	3
7. 모든 일들이 힘들게 느껴졌다.	0	1	2	3
8. 앞일이 암담하게 느껴졌다.	0	1	2	3
9. 지금까지의 내 인생은 실패작이라는 생각이 들었다.	0	1	2	3
10. 적어도 보통 사람들만큼의 능력은 있었다고 생각한다.	3	2	1	0
11. 잠을 설쳤다.(잠을 잘 이루지 못했다.)	0	1	2	3
12. 두려움을 느꼈다.	0	1	2	3
13. 평소에 비해 말수가 적었다.	0	1	2	3
14. 세상에 홀로 있는 듯한 외로움을 느꼈다.	0	1	2	3
15. 큰 불만 없이 생활했다.	3	2	1	0
16. 사람들이 나에게 차갑게 대하는 것 같았다.	0	1	2	3
17. 갑자기 울음이 나왔다.	0	1	2	3
18. 마음이 슬펐다.	0	1	2	3
19. 사람들이 나를 싫어하는 것 같았다.	0	1	2	3
20. 도무지 뭘 해 나갈 엄두가 나지 않았다.	0	1	2	3

〈밥과몸〉은 우울증을 목이 틀어지고 어깨, 등 근육이 굳어서 생기는 병이라고 보기 때문이다. 생활이나 환경이 원인일 수 있으나 그것은 먼 원인이고, 직접 몸에 이상을 가져오는 것—세로토닌(serotonin, 신경전달물질) 부족—은 목이 틀어지고 굳어서 뇌로 가는 신경이 약해졌기 때문이라고 본다. 흉수와 뇌수의 연결이 원활치 못하고 혈관이 눌려 혈액순환이 잘 안 되기 때문이다. 목의 이상은 당연히 어깨, 등 근육을 굳게 한다. 그래서 우울증이 있는 사람은 등 근육도 만지면 아프다.

우울증을 벗어나려면

그러니 우울증에서 벗어나려면 어떻게 해야 할까? 짜증나게 하는 세상, 피곤한 일상, 전염병, 기후위기 등등 사람을 우울하게 하는 요소는 널려 있다. 이런 가운데서도 가슴 펴고 고개 들고 살아야 한다. 그래야 병으로까지 나아가지 않는다. 세상을 어찌하기는 어려우나 그나마 내 몸은 내가 마음먹은 대로 움직일 수 있지 않는가. 도리도리운동, 등봉운동, 걷기운동 등 우울증에 좋은 동작은 많다.

49. 건강검진을 받으려면

"건강검진을 받으러 갈 때는 마음의 준비를 하고 가세요."

"?"

건강검진을 하러 가는 데 마음의 준비를 해라? 청중의 눈에 물음표가 가득하다. 마음의(에) 준비라는 표현은 뭔가 좋지 않은 소식을 전할 때 쓰는 말이다. 건강검진을 받으면 죽기라도 한다는 말인가? 사람들의 궁금증에 답할 차례다.

"아무 생각 없이 검진을 받았다가 좋지 않은 결과를 받아 들면 혼이 빠집니다. 시쳇말로 '멘붕' 상태가 됩니다. 안 할 말로 '암'이라도 걸렸다 하면, 정신이 무너지는 겁니다. 공포와 분노가 평상심을 흩어놓습니다. 어찌할 바를 모르게 됩니다. 평소 거룩한 말과 글로 자신을 다스리던 사람이라 해도 크게 다르지 않습니다."

하나를 얻으면 하나를 잃는 세상의 이치

세상이 좋아져서(?) 모든 국민이 건강검진을 받을 수 있게 되었다. 가난한 사람도 병원 문턱을 쉽게 넘어 다닐 수 있게 되었다. 좋은 일이다. 그런데 세상 이치가 하나를 얻으면 반드시 하나를 잃게 되어 있다. 혼자 살면 자유롭되 고독할 것이고, 결혼을 하면 가족을 얻는 대신 부양이라는 대가를 치러야 한다. 자동차는 편리하지만, 언제 닥칠지 모르는 불행을 감수해야 한다. 그래서 세상에 공짜는 없다는 거다.

건강검진이라는 게 그렇다. 내 몸의 이상을 미리 알아내어 병을 예방한다는 좋은 취지에도 불구하고 화를 스스로 불러들이는 경향도 있다. 그냥 두어도 괜찮을 것을 병으로 키우는 경우도 드물지 않기 때문이다.

한국건강관리협회에 따르면, 지난해 국가 건강검진 수검률은 일반 건강검진 76.9%, 암 검진은 53.95%라 한다. 일반 건강검진은 공단에서 전액 부담하고, 암 검진은 자기 부담금 10%를 제외한 나머지 90%를 공단에서 부담한다고 한다. 올해부터는 검진율을 높이기 위해 직장인의 경우 사업주가 물어야 할 과태료를 2배 가까이 올리고, 사업주가 건강검진을 안내했음에도 근로자가 검진을 받지 않으면 근로자에게도 과태료를 부과한다고 한다. 국민건강보험의 목적이 병을 조기에 발견해서 치료함으로써 전 국민의 건강을 증진하겠다는 것이므로 위의 조처를 부당하다고 할 수는 없다. 그러나 목적이 좋다고 해서 모든 수단이 정당화되지는 않는다. 좋은 결과만 얻는 것은 아니다.

없던 병도 만들 수 있는 건강검진

몇 해 전, 갑상샘암과 유방암 환자가 다른 나라에 비교해 터무니없이 많다고 하여 사회 문제가 된 적이 있다. 답은 과잉진단으로 나왔다. 초음파검사 장비 같은 것이 널리 보급되면서 건강한 사람에게 있을 수 있는 작은 이상까지도 들춰내어 치료하는 바람에 생긴 문제다. 실제 그 사건 이후 갑상샘암 환자의 경우 환자 수가 절반 가까이 줄었다. 그동안 과잉진료를 했다는 방증이다. 그러면 안 해도 될 치료를 한 사람들은 어떻게 되는 건지.

검진을 안 받고 있다가 병이 깊어져서 뒤늦게 치료를 하는 것도 문제지만, 그냥 두어도 별문제가 없는 것도 조기 치료를 한답시고 들쑤셔대는 것 또한 문제다.

우리 몸은 쉼 없이 변한다

의사나 환자나 알아야 할 것이 사람 몸도 날씨처럼 끊임없이 변화한다는 사실이다. 아침에는 흐리다가 낮에는 개고, 낮에는 뜨거웠다가 밤에는 식는 날씨처럼 우리 몸도 계속 변한다. 묵은 피는 새 피로 바꾸고, 헌 혈관은 보수하고, 모자라는 양분은 보충하면서 몸이 항상 일정한 상태를 유지하도록 노력한다. 피부가 벗겨지면 새살이 돋아나듯이 몸 안에서도 쉼 없이 생성, 소멸 작용이 일어나고 있다. 사람 몸에는 60조~100조가량의 세포가 있다. 이 많은 세포는 끊임없이 나고 사라지면서 개체 수를 유지한다. 몸이 정상이라 해서 몸 안에 이상세포-암세포가 없는 것이 아니다. 60조에서 100조나 되는 세포가 만들어지고, 사라지는 가운데 수천, 수만의 이상세포가 생겼다 사라졌다 한다. 그런 것을 그때마다 찾아내어 없애겠다는 것은 어리석은 짓이다. 몸은 항상성을 유지하기 위해 그때그때 필요한 물질을 보충하기도 하고 거둬들이기도 하는데, 어느 한순간의 상태를 잡아내어 재단하는 것 또한 현명하지 못하다. 의료기술의 발달이 좋은 것만은 아니다. 장비가 정밀해질수록 환자 아닌 환자가 늘어나는 위험이 있는 것이다.

돌팔이의 어깃장 놓기

"별다른 이상이 없다면 구태여 건강검진을 할 필요가 있겠는가, 하는 것이 제 생각입니다. 검사를 하더라도 피검사나 했으면 어떨까 생각합니다. 지금처럼 1년에 한 번이든 2년에 한 번이든 정해 놓고 검사를 받다 보면 누구나 환자가 될 수밖에 없습니다. 언젠가 한 번은 몸에 별다른 이상이 없어도 간수치든, 지방수치든 의사들이 정해 놓은 수치를 벗어나는 때가 있을 것이고 그때부터 당신은 환자가 됩니다. 왜냐? 밥을 먹다가도 길을 걷다가도 당신 머릿속에서 그 수치가 떠나지 않을 것이기 때문입니다."

가능하면 병원을 안 가려고 발버둥 치는 사람의 건강검진에 대한 어깃장 놓기이다. '아이고, 조기에 발견했기에 망정이지 어쩔 뻔했노?' 하는 사람들에게 매를 벌 짓이다.

얻는 것이 있으면 잃는 것이 있고, 내게 이로움이 생기면 누군가(무엇인가)가 해를 입을 것이라.

50. 이, 잇몸병

오복

예로부터 사람들이 소망하던 다섯 가지를 추려서 오복이라 부른다. 부유하고 건강하게 오래 사는 것은 물론 자손을 많이 낳고 귀한 인물이 되면 오복을 누린다고 보았다. 건강하게 오래 사는 것이야 시간이 아무리 흘러도 변함없는 인간의 욕구지만, 나머지야 시대에 따라 사람에 따라 얼마든지 다를 수 있다. 자손을 두는 것만 해도 요즘은 자식 많이 낳지 않고 사는 데서 행복을 찾는다. "무자식이 상팔자"란 말은 오래전부터 있었다.

오복에 이(齒)를 넣기도 한다. 사람 몸에서 중하지 않은 것이 무엇이 있을까마는, 나이 들어 보니 이가 더할 수 없이 중요하다. 다른 데 이상은 스스로 어떻게 해보겠는데, 이는 다스리기 쉽지 않다. 현대의학에 딴지를 걸지만, 치과에는 되레 감사할 지경이다. 〈밥과몸〉이 풀어야 할 과제다.

치과를 찾아서

사십 대 후반에 아래쪽 어금니에 이상이 생겨 집 가까운 곳에 있는 치과에 가서 치료를 했다. 신경치료를 해야 한다기에 그렇게 했다. 그때까지만 해도 필자 역시 다른 사람과 다름없이 몸에 대해 몰랐다. 아프면 병원 가는 것이 당연했다. 병은 의사가 알아서 다스리는 영역이었다. 신경치료가 뭔지 알 턱이 없었다. 그런데 치료가 끝난 뒤, 얼마 지나지 않아 치료한 이가 다시 아팠다. 다시 같은 병원에 가서 치료했다. 그런데도 낫지 않았다. 병원, 의사에 대한 믿음이 흔들렸다. 집 부근에 있는 다른 병원에 가서 치료했다. (세월이 오래되어 상세한 치료과정은 기억나지 않는다.) 아무튼 집 근처에 있는 병원에서 치료를 해보다가 점차 집에서 멀리 떨어진 병원을 찾았다. 용하다는 치과를 찾아 이리저리 돌아다니다가 마침 노동자들의 건강에 특별한 관심을 가진 건치(건강사회를 위한 치과의사회)에 소속한 병원이 있다고 해서 거길 찾아갔다. 그런데, 이를 살펴본 의사가 하는 말이, 자기가 치료하기 어려운 질환이니 대학병원에 가라는 것이었다.

“?”

무슨 이런 일이? 치과에도 전공이 갈라지는가? 그때는 다소 당황했다. 그리고 권하는 대학병원은 필자가 사는 곳에서 너무 멀었다. 그래서 다른 데를 추천해 달라고 하니, 요즘도 필자가 다니는 병원을 소개했다. 다행히 그로써 고통스러운 치과 여정은 끝났다. 2000년 초의 일이다. 지금도 치과에 다니고 있지만, 이제 한 곳만 다닌다. 자기 한계를 인정하고 믿을 만한 병원을 소개해준 그 의사에 감사하면서.

환자가 공부해야

다른 병도 그렇지만, 어디가 아프면 스스로 공부를 해야 한다. 이가 아프면 이에 관한 공부를 좀 하고 병원에 가야 한다. 요즘은 마음만 먹으면 병에 관한 기본 공부는 할 수 있다. 휴대전화 하나로도 가능하다. 환자가 자기 몸에 대해 어느 정도 알고 있으면 의사도 환자와 소통하는 데 도움이 될 것 같다.

오랜 경험을 바탕으로 이를 관리하는 방법을 몇 가지 소개하는 것으로 마무리하겠다.

이를 오래오래 쓰려면, 믿을 만한 의사를 만나는 것도 중요하지만, 자기 관리가 먼저다.

1. 미지근한 소금물로 매일 아침 세수할 때 잇몸 마사지를 해준다. 손가락으로 이와 잇몸을 문지르고 꾹꾹 눌러준다.

2. 가끔 이를 앙다물어준다. 풍치, 또는 치주질환(잇몸병)은 잇몸과 이 사이에 음식물 찌꺼기가 쌓여 치석이 되고 여기에 세균이 침투해서 생긴다. 이를 자주 앙다물어주는 것은 잇몸과 이를 밀착시

키고, 잇몸이 굳는 것을 예방하고 굳은 잇몸을 푸는 효과가 있다. 또 잇몸과 이가 밀착해야 이에 신경과 피가 잘 통하게 되어 충치나 잇몸병 예방에 도움이 된다. 물론 칫솔이나 치간칫솔로 치석이 생기지 않도록 관리를 해야 한다.

3. 씹는근(저작근)도 꾹꾹 눌러서 풀어준다. 잇몸 주변 근육이 부드러워야 한다.

4. 단 음식을 많이 먹지 않는다든지, 음식을 먹고 나면 입안을 물로 헹구는 것은 기본이다.

5. 그 외 벌침(벌의 침을 뽑은 것. 살아 있는 벌의 침은 안 됨)이나 프로폴리스, 옥수수 심 삶은 물 따위를 이용하는 방법도 있는데, 증세에 따라 효과를 볼 때도 있고, 못 볼 때도 있다.

6. 필자와 같이 병원 가기가 쉽지 않은 곳에 사는 사람은 진통소염제를 하루 이틀분 집에 보관해 두었다가 급할 때 쓰면 좋다.

7. 필자는 비누를 잘 쓰지 않는 것과 마찬가지로 치약도 가끔 쓴다. 치약도 약이니 만큼 많이, 자주 써서 좋을 것 없고, 환경에도 안 좋다. 주로 소금물로 이를 닦고 헹군다.

8. 이건 꼭 알아두어야 한다. 이 치료를 하고 나면 턱관절이 빠지는 수가 있다. 갑자기 오랜 시간 턱을 벌리고 치료를 받다 보면 생길 수 있는 일이다. 그때는 「27. 턱관절 이상」 편에서 소개한 운동으로 바로잡으면 된다.

끝으로, 이 신경치료는 상당히 까다로운 영역이다. 아래 그림에서 보면 알 수 있다. 뇌에서 갈라져 나온 신경이 턱뼈를 통해서 각각의 이로 연결되어 있다. 의사들이 이 아프다 하면, 이를 살리기 보다 뽑아버리자고 권하는 것도 이유 있다 할 것이다. 그렇다고 함부로 뽑아서는 안 되겠지만. 보다시피 이와 뇌는 무척 가깝다. 이 아플 때 머리가 아픈 것은 너무 가까워서 그런가. 이가 아프면 골치가 아프다. 이 관리 평소에 잘 해서 골치 아프지 않도록 해야 한다.

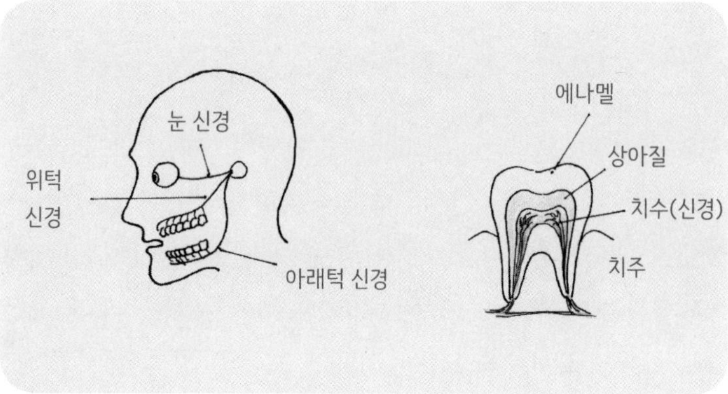

2부

음식 이야기

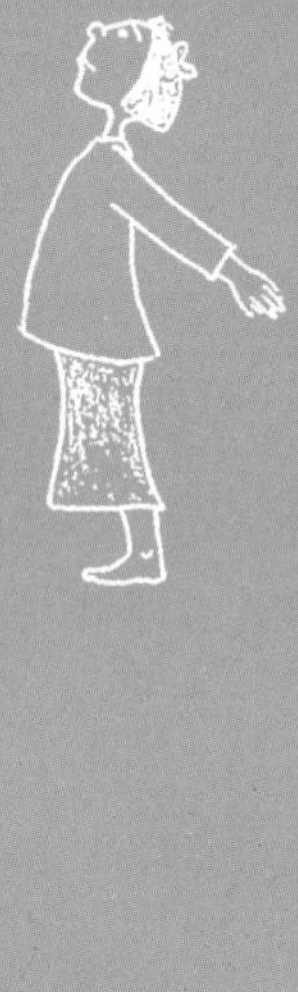

1. 음식 먹는 법(1)

음식이 음식 아니다

건강하게 살기 위해서 음식이 중요하다는 것을 모르는 사람 있을까?

중요한 만큼 음식에 관한 정보도 차고 넘친다. 특히 몸에 좋은 음식이나 맛있는 음식에 관한 정보는 언제나 사람들의 관심거리다.

필자 나름의 음식에 대한 생각을 정리해본다.

음식을 왜 먹는가? 생명활동을 계속하기 위해서다. 숨 쉬고, 생각하고, 노래하고, 춤추고, 일하기 위해서 음식을 먹는다. 이런 생명활동을 하는 주체를 '몸'이라 부른다. 즉 몸이 생명활동을 하기 위해서 먹는 것이 음식이다. 그래서 몸을 음식이라 해도 크게 어긋남이 없겠다.

몸 = 음식

몸이 음식이라면, 좋은 음식은 좋은 몸을 만들고 나쁜 음식은 나쁜 몸을 만들 것이다. 그러면 어떤 음식이 몸에 좋은 음식인가?

필자가 볼 때 오늘날 우리가 먹고 있는 음식은 대부분 사람이 먹기에 적합하지 않은 것 같다. 음식이 음식 아닌 것 같다. 왜냐하면, 첫째 제철, 제 고장에서 나고 자란 것이 아니기 때문이다. 한겨울 딸기를 먹고, 사시사철 열대지방에서 난 열매며 과일을 먹는다. 오랜 세월, 수천, 수만 년 동안 먹어오던 것이 있는데, 어느 날부터 전혀 색다른 것이, 그것도 철도 없이 내 몸에 들어왔을 때, 내 몸이 순순히 그것을 받아들일 수 있겠는가? 몸이 감당할 수 있는 것도 있겠지만, 감당하기 힘든 것도 분명 있을 것이다.

다음은 가공식품이다. 도시인들이 먹는 음식은 대개 가공식품이다. 가공식품은 생산, 운송, 보관, 유통 과정에 변형 변질을 막기 위해 각종 화학처리를 한다. 맛이나 색감, 품질의 변형 변질을 막기 위해 온갖 화학물질을 사용한다. 색소, 고형제, 방부제 등등 가지가지가 쓰인다. 방사선을 쪼이기도 한다. 그런 물질은 우리 몸이 일찍이 접해본 적이 없는 것들이다. 이런 것들이 계속 몸속에 들어가면 몸은 어떻게 반응할까?

고기가 고기 아니다

그리고 빼놓을 수 없는 것이 과도한 육식이다. 너무 많이 먹는 것도 문제지만, 더 큰 문제는 고기 자체가 좋지(?) 않기 때문이다. 바다에서 나는 것이든, 육지에서 자라는 것이건, 대부분이 항생제, 성장호르몬 따위로 오염되어 있다. 예컨대 사람들이 즐겨 먹는 닭만 해도 그렇다. 닭이 식탁 위에 오르기까지 어떤 과정을 거치는지 조금만 관심을 갖고 살펴보면 알 일이다. 평생(평생이라 해야 한 달 남짓이지만) 옴짝달싹할 수 없는 좁디좁은 철창에 갇혀 밤낮없이 주는 사료 먹고, 항생제 먹고, 그렇게 살만 찌워서 생을 마친다. 그 닭으로 만든 음식이 좋은 음식일까?

기본적으로 우리가 알아야 할 것은 땅도, 하늘도, 강도, 바다도 이미 너무 많이 오염되어 정상적인 먹을거리를 생산할 수 없는 지경에 이르렀다는 것이다. 인류의 일대 각성이 필요한 시점이다. 풍부해진 먹을거리로 인간 수명이 늘어 난 것은 사실이지만, 대신 건강을 잃고 있다. 몸도 마음도 병들어가고 있다.

2. 음식 먹는 법(2)

의사는 환자 자신이다

환자와 상담을 할 때 어디가 불편한지만 묻지 않는다. 무슨 일을 하는지, 어떤 운동을 하는지도 묻는다. 신상 캐기가 아니다. 스스로 왜 아픈지를 깨닫게 하는 과정이다. 나는 의사가 아니다. 의사는 환자 자신이다. 병을 고치고 못 고치고는 환자에게 달려 있다. 필자의 역할은 환자에게 병이 왜 났는지를 깨닫게 하고, 그 병을 고치는 좋은 방법을 알려주는 것이다. 아무리 좋은 방법도 환자가 받아들이지 않으면 아무 소용이 없다. 병을 나게 하는 것도 자신이고 낫게 하는 것도 자신이다.

환자와 상담할 때 빼놓지 않는 게 있다. (때론 빼먹을 때도 있지만) 어떤 음식을 어떻게 먹는지를 묻는다. 아침, 점심, 저녁에 주로 먹는 게 무엇인지를 물어본다. 그러면 그 속에서 문제점을 발견하고 해결책을 제시한다.

이런 말이나 글을 쓸 때마다 드는 생각이, 사람들이 나를 대단한 능력을 타고난 사람으로 오인하지나 않을까 하는 것이다. 아니다. 그냥 많이 아파봤고, 그 아픔을 떨쳐내기 위해 생각하고 공부했을 뿐이다.

필자는 20대 후반부터 위가 안 좋아서 50대 초반까지 고생을 했다. 시작은 위염이었고 나중에는 위궤양이 되었다. 이십몇 년을 음식을 먹을 때마다 걱정을 숟가락에 얹어 먹었다. 병을 고쳐보겠다고 신약도 먹고 한약도 먹고, 장 청소도 하고, 단식도 하고, 해외여행 갔다가 현지 병원에 실려 가기도 했다. 왜 이런 말까지 하는가 하면, 내 말에, 이 글에 무게를 싣기 위해서다.

적게 먹어야

앞서 말한 대로 현재 우리가 먹고 있는 음식에 문제가 많다. 제철에 난 것이 아님은 물론이고, 제 고장 음식도 아니다. 그뿐만 아니라 온갖 화학약품처리를 한 것이다. 항생제와 성장호르몬으로 키운 육고기며 미세플라스틱 박힌 어패류를 품질도 알 수 없는 기름에 튀기고 볶아 먹는다. 유전자 조작한 콩이며, 옥수수로 만든 음식을 전자파로 데워 먹는다.

다시 말하지만, 음식이 음식이 아니다.

이런 음식을 많이 먹고 건강하기를 바랄 수 없다. 해로운 것은 안 먹어야 하고, 어쩔 수 없이 먹어야 한다면 적게 먹어야 한다. 그래서 권하는 것이 소식이다. 적게 먹는 것이다. 적게 먹고 못 산다는 사람도 많다. 그럼, 많이 먹으면 된다. 그것은 필자가 어떻게 할 수 있는 일이 아니다.

밥을 꼭 세끼 먹어야 한다는 법은 없다. 어떤 사람은 하루 두 끼 먹고도 살고, 심지어 한 끼만 먹고도 산다. 그 사람의 몸이 특별해서라고 생각지 않는다. 사람 몸은 적게 먹으면 적은 대로 적응을 한다. 안 할 말로 사람의 몸은 돌을 씹어 먹더라도 내 몸에 필요한 것으로 바꾸어 쓰는 능력이 있다. 적게 먹으면 적은 대로 살게 되어있다.

밤늦은 시간에 먹지 말아야

다음은 시도 때도 없이 음식을 먹지 않는 것이다. 특히 밤늦게 음식을 먹는 것은 몸을 병들게 하는 지름길이다. 인간의 역사가 얼마나 되는지 정확히 알지 못한다. 유인원부터 따지면 200만 년, 300만 년은 족히 된다고 한다. 그 오랜 세월을 살면서 만들어진 생체주기가 있다. 낮이면 활동하고 밤이 오면 자도록 만들어졌다. 자는 동안에 몸은 다시 낮에 활동할 준비를 한다. 해가 지면 몸은 일단 쉬면서 내일을 준비하는 상태로 들어간다. 우리 몸은 수천, 수만 년 동안 그렇게 길들어왔다. 그런데, 최근 100년 동안에 사람들의 생활방식이 엄청나게 바뀌었다. 밤도 낮처럼 밝히고 살게 되었다. 밤에도 쉬지 않고 일하거나 여가 활동을 하게 되었다. 자연히 몸이 쉴 수 있는 시간이 줄어들었다. 활동하는 시간이 늘어나니 먹는 것도 달라졌다. 밤에도 먹게 되었다. 몸이 재충전할 시간이 줄어들었다. 쉬어야 할 시간에 몸에 음식이 들어가면 자는 동안에도 몸은 쉬지 않고 일해야 한다.

몸을 병들게 하지 않으려면 밤늦은 시간에 음식을 먹어서는 안 된다. 밤늦은 시간에 먹는 음식은 음식이 아니라 '독'이다. 퇴근 시간이 늦어 밤늦게 안 먹을 수 없다면, 그 역시 필자가 어떻게 할 수 없는 일이다.

세계보건기구 산하 국제암연구소는 야근을 2급 발암물질로 규정했다. 특별한 경우를 제외하고 밤에는 공장이나 가게는 등불을 꺼야 한다고 생각한다. 밤은 쉬는 시간이 되어야 한다. 사람들이 밤에 쉬면 뭇 생명이 살아날 것이다. 기후위기도 벗어날 수 있을 것이다. 사람들이 건강해지는 것은 물론이다.

꼭꼭 씹어서 먹어야

건강을 위해 한 가지를 더하자면, 음식은 꼭꼭 씹어서 먹어야 한다는 것이다. 전쟁이 난 것도 아닌데 사람들이 음식을 너무 급하게 먹는다. 밥상 위에 밥이 놓이자마자 홀렁 그릇을 비운다. 밥 먹는 시간은 10분, 15분밖에 안 된다. 그 시간에 밥을 먹으면 밥이 제대로 씹힐 리 없다. 제대로 씹지도 않고 밥을 삼키면 그 밥을 위가 씹어야 하는데 위는 이빨이 없다. 씹지 않고 삼킨 음식은 위장에 엄청난 부담이 된다. 음식을 억지로 소화 시키려고 소화기관이 엄청난 에너지를 쓰게 된다. 100을 먹고 80을 소화 시키는 데 쓰면, 몸은 늘 영양 부족한 상태가 된다. 그러면 부족한 양분을 보충하기 위해 또 음식을 찾게 된다. 음식을 많이 먹으면 소화 과정에 해로운 물질도 많이 배출하게 된다. 몸에 해로운 물질을 걸러내는 일은 주로 간이나 콩팥(신장)에서 하는데, 간이나 신장의 부담이 커진다. 음식을 많이 먹는 것은 몸을 위하는 것이 아니라 괴롭히는 것이다. 병들게 하는 것이다.

몸이 귀한 줄 알면 음식을 가려서 먹어야 한다. 적게 먹어야 한다. 꼭꼭 씹어서 먹어야 한다.

3. 위장병 벗어나기

홀아비 심정은 홀아비가 안다고, 병에 대해서도 마찬가지 아닐까 한다. 다행히(?) 어릴 적에 몸이 망가져서 평생 고생을 해본 결과 이처럼 여러 가지로 아는 척하게 된 것 같다.

위장병의 고통

위장이 안 좋아서 고통받는 사람이 많다. 오랫동안 위장병으로 고생해본 사람으로서 할 말이 왜 없겠는가. 음식을 먹어도 소화가 안 되면 음식을 앞에 놓고도 걱정이고 먹고 나서도 속이 더부룩하니 기분이 좋을 수 없다. 좀 자극적인 음식을 먹었다 하면 장이 꼬이는 듯 아프고 설사가 나고. 밀가루 음식은 더욱 소화가 안 되어 빵이나 라면은 생각도 못 하는 생활. 그렇다고 음식을 안 먹을 수도 없고.

어쩔 수 없이 병원에 가서 사정을 말하고, 진료를 받고, 주사를 맞고, 약을 타서 먹는다. 그런데 약이라는 게 먹을 때 잠시 속을 편하게 할 뿐, 약 기운 떨어지면 도로 아미타불이다. 급기야 위로 작은 거울을 집어넣는 소동까지 벌인 끝에 '헬리코박터균'인가 뭔가를 찾아내어 '이놈 때문이다' 하고 처방을 받고 약을 먹어도 보지만, 약 기운 떨어지면 얼마 지나지 않아 다시 재발한다.

장 청소를 하면 좋아진다 해서 간호사 앞에 부끄러움 무릅쓰고 엉덩이를 까고 호스를 꼽아본다. 단식원에 들어가 아예 음식을 끊어도 본다.

어쩌다 보니 필자의 위장병 고치기 이력서가 되었다. 여기 일일이 기록하지 않은 처방(?)과 기억나지 않는 것도 많을 것이다.

위장병 벗어나기

위장병 낫게 하는 운동은 운동 편에서 소개하고, 여기서는 평소 식습관과 관련해서 몇 말씀 드린다. 필자 나름대로 병에서 벗어나기 위해 노력한 경험의 산물이다. 물론 절대적인 기준일 수는 없다. 병에서 벗어나고픈 분들에게 참고하시라는 것이다.

첫째, 가능한 한 정해진 시간에 일정한 양의 식사를 한다. 시도 때도 없이 먹는 것은 몸을 못 살게 하는 짓이다. 살고자 하는 짓이 아니다. 맛이 있다고 배가 불러 호흡이 가빠지도록 먹는다면, 아직 성인이 아니다. 음식을 조절할 수 있을 때 비로소 성인(聖人이 아닌 成人)이라 할 수 있다.

둘째, 꼭꼭 씹어서 먹는다. 제대로 씹지 않고 음식을 삼키는 행위는 몸에 대한 폭력이다. 음식에 대한 모독이다. 제대로 씹히지 않은 음식이 위로 들어가면 위가 어떨 것 같은가? 위에 이빨이 있는 것도 아닌데 이빨이 할 일을 위가 할 수 있는가? 또 누가 정성을 다해서 만든 음식을 제대로 씹지도 않고 삼키면, 음식을 만든 사람에 대한 예의가 아닐 것이다.

셋째, 이것저것 섞어서 먹는 것도 생각해볼 일이다. 예컨대 빵과 고기를 같이 먹으면 소화를 위한 소화액이 동시에 두 가지가 필요해진다. 빵(탄수화물)을 소화하기 위해 알칼리 액이 필요하고 고기(단백질)를 소화하기 위해 산성 액이 필요해진다. 알칼리와 산성이 만나면? 중성이 된다. 소화에 무리가 될 것은 당연지사다. 입이 당겨서 먹더라도 가능하면 한입에 섞어 먹지 말고 한 가지씩 차례로 먹는 것이 좋겠다. 맛을 음미하면서.

넷째, 밤늦은 시각에 음식은 금물이다. 현대인들은 밤을 낮같이 산다. 늦도록 일하기도 하고 놀기도 한다. 밤늦도록 자지 않고 머리를 굴리면 머리에 양분(피)이 많이 필요하게 된다. 그러면 몸은 먹을 걸 찾게 된다. 그래서 음식을 먹으면 비록 잠이 들어도 위는 밤새워 일해야 한다. 밤늦은 시각에 음식을 먹는 행위는 몸을 병들게 하는 대표적인 행위다. 기분 좋은 아침이 될 수 없다. 밤에는 음식을 먹지 않는 것을 원칙으로 하는 것이 좋겠다.

다섯째, 가공식품 멀리하기다. 공장에서 만들어낸 것은 일단 살펴보아야 한다. 가공식품이 몸에 좋을 수 없는 것은 너무나 당연하다. 오랜 기간 음식물이 상하지 않고, 변형, 변색 없이 식탁에까지 도달하려면, '어떤 처리'를 해야 할 것 아닌가? 가공식품 아닌 것이 드문 세상에 가공식품 멀리하기라, 기가 찰 것이다. 그래서 되도록 소식하는 것이 좋다는 말이다.

밥은 몸이다

음식에 대해서만큼 다양한 견해가 있을까 싶다. 심지어 누구는 하루 세끼를 다 먹어야 한다 하고, 누구는 한 끼만 먹어도 된다고도 한다. 위장병이 있거나 없거나 건강하게 살기를 원한다면 위와 같이 실천해 봄이 어떨까 한다. 물론 병이 아주 깊은 사람은 좀 더 극단적인 방법을 써야 한다. 고기는 먹지 말고 채식만 해야 한다. 과일이나 채소만 먹고도 필요한 영양분은 다 얻는다. 단백질 따로 섭취 안 해도 채소 과일이 보충해준다. 소나, 코끼리, 사슴 따위를 생각해보라. 단백질 신화는 지어낸 이야기다. 이에 대해서는 따로 이야기할 기회가 있겠지만, 우리가 보고 듣는 정보는 대부분 돈과 연관되어 있다. 텔레비전, 라디오, 신문, 잡지 할 것 없이 모두 광고를 하기 위한 것이라 할 정도다. 인터넷을 통해 보고 듣는 정보도 마찬가지다.

무엇이 몸에 좋다, 무얼 먹어야 한다, 발라야 한다, 뿌리는 것이 좋다는 정보는 대부분 정보를 가장한 광고다. 정보의 홍수가 아니라 광고의 홍수에 휩쓸려 떠내려가는 삶이다.

음식(밥)은 몸이다. 몸이 소중한 사람은 음식(밥)을 더없이 소중하게 생각할 일이다.

3부

밥과몸 운동법

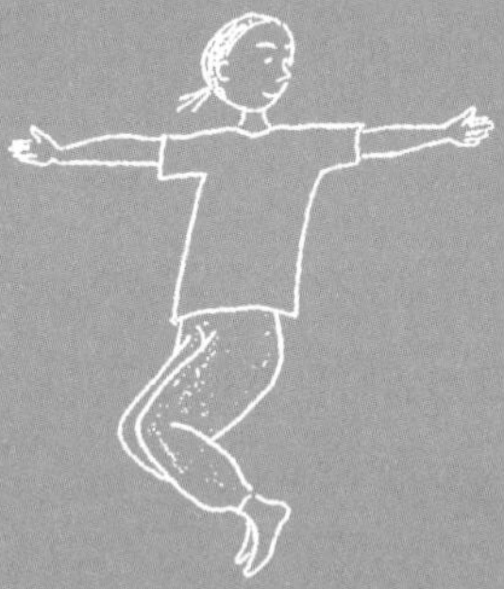

여기에 소개하는 운동법은 협동조합만세의 〈밥과몸〉 연구반 활동가들이 오랜 경험을 바탕으로 1년 동안 토론을 해가며 정리한 공동저작물이다. 몸살림 운동의 원리에 충실하면서도 누구나 쉽게 이해하고 따라 할 수 있도록 동작 하나하나를 자세하게 설명하고자 했다. 부족한 부분은 앞으로도 계속 보완해 나갈 것이다. 남북한 사람은 물론 전 세계인이 이 운동법을 익혀서 병 · 의원에 의존하지 않고 사는 능력을 갖추길 바란다.

기본운동 - 오행

가. 방석운동

허리에 방석을 받치고 누워 있는 운동이다.

효과: 1자 모양이 된 허리를 활 모양 곡선(만곡彎曲)을 이루게 해서 원래의 S자 모양을 찾게 해주는 운동이다. 골반을 바로잡아 고관절을 제자리 잡게 해준다. 막힌 공명을 틔워서 아래로 처진 장기를 제자리에 올려주며, 온몸의 긴장을 풀어주고 신진대사를 원활하게 해준다.

1. 방석을 절반으로 접어서 허리에 받치고 눕는다. 방석의 접힌 면이 골반 바로 위에 오게 한다. 또는 방석의 접힌 면 반대쪽을 겨드랑이 높이에 대고 눕는다.
2. 다리는 펴고 팔은 반(半)만세 자세로 편안히 놓는다.
3. 숨을 배꼽 밑까지 들이쉬고 내쉬고를 반복하며 힘을 빼고 10분 정도 누워 있는다.
4. 일어날 때는 팔다리를 뻗어 기지개를 켠 채로 왼쪽 무릎을 세운 다음 오른쪽으로 돌아 엎드린다.
5. 다시 기지개를 한 번 더 펴고 나서 고양이 자세를 2~3회 반복한 후 일어난다.
6. 온몸운동으로 마무리한다.

- 한 번 할 때 시간은 15분을 넘기지 않도록 하고 최소 1~2시간 지나고 다시 해도 된다.
- 방석 두께는 몸의 상태에 맞추어 조절하는데 약간 뻐근하면서 시원한 느낌이 드는 것이 좋다.

※ 고양이 자세

1. 엎드린 자세에서 손을 가슴 옆으로 당긴 후 엉덩이를 뒤로 밀면서 고개를 들고 가슴을 최대한 바닥에 가깝게 한다. 이 상태로 2~3초간 유지하도록 한다.
2. 손을 바닥에 그대로 두고 비행기가 이륙하듯이 고개를 들고 윗몸을 앞

으로 밀면서 들어 올린다.

3. 팔을 수직으로 세우고 고개는 천장을 향하고 골반은 바닥을 향해 최대한 내린 상태로 2~3초간 유지하도록 한다.
4. 다시 엉덩이를 뒤로 밀면서 고개는 들고 가슴을 최대한 바닥에 가깝게 한다.

나. 걷기운동

허리를 세우고 발을 11자로 하여 똑바로 서서 걷는 운동이다.

효과: 굽어 있던 허리와 등을 세워주어 등뼈가 S자로 만곡을 이루게 해준다. 가슴과 어깨를 펴주어 심장과 폐의 기능을 드높이고 오장육부로 통하는 신경이 트이게 한다.

고관절 둘레 근육을 강화해주고, 살을 빼는 효과도 있다.

1. 허리를 세울 때는 옆구리 근육을 곧추세우고, 가슴을 펴고 발은 11자로 모아서 편안하게 선다.
2. 고개는 15도 정도 위로 향하게 들고 입은 다문다.
3. 어깨를 으쓱해서 뒤로 넘기고 양손을 뒤로 깍지 끼고, 팔을 쭉 뻗어 아래로 내리면서 손바닥이 천장을 향하도록 한다. 이때 손과 손목은 직각이 되게 한다.
4. 팔꿈치를 서로 마주 보게 하듯이 안쪽으로 모은다. 그러면 어깨와 가

슴이 활짝 펴진다.

5. 어깨와 팔은 힘을 빼고 옆구리 근육을 세운다. 몸무게는 발 전체에 실도록 한다.
6. 발가락은 바닥에 붙여놓고 무릎을 최대한 들어 올리면서 제자리걸음을 한다.
7. 바닥을 디딜 때는 오금이 완전히 펴지게 한다는 느낌으로 걷는다.
8. 익숙해지면 1과 같은 자세로 서서 얼굴과 천장이 수평이 되게 목을 뒤로 젖히고 입을 꼭 다물고 3~7과 같은 자세로 걷는다.
9. 깍지 낀 손바닥을 서로 붙이거나 손목을 틀어서 손바닥이 바닥을 향하도록 할 수도 있다.

- 허리를 세운다고 배를 앞으로 내밀면 안 되고 가슴을 편다고 어깨를 지나치게 젖히지 않도록 주의한다. 귀, 어깨, 고관절, 복숭아뼈가 수직으로 일직선이 되게 해야 한다.
- 운동시간은 20분을 넘지 않아야 한다.
- 눈을 감고 운동을 하면 자신의 자세를 느낄 수 있고 평형감각을 살릴 수 있다.
- 힘들면 팔을 풀고 온몸운동으로 풀어주고 다시 하도록 한다.

다. 배끌어올리기

처져 있는 장을 끌어올리는 운동이다.

효과: 방광, 신장, 대장, 소장 등 아랫배의 장기가 제자리를 잡게 해준다.

공명이 트여 손발이 따뜻해지고, 호흡이 깊어지고, 기운이 살아나고, 소화가 잘되고, 만성피로 증상이 사라진다.

1. 천장을 보고 편안하게 눕는다. 양 무릎을 굽혀서 세운다.
2. 숨을 아랫배 깊이 들이마시고 양손을 포개 호미처럼 만든 다음 배꼽 아래 4㎝ 정도의 부위에 깊이 찔러 넣는다.
3. 두 손을 천천히 배꼽까지 끌어올리면서 숨을 내뱉는다.
4. 배 가운데 부분부터 끌어올리고 왼쪽 오른쪽도 번갈아 끌어올린다.
5. 마치고 나서 손바닥으로 살짝 눌러 시계 방향으로 돌리며 쓸어준다.

- 공복에 하는 것이 좋으며 시간은 5~10분 정도 하면 된다.
- 엎드려서 하기도 하고, 절굿공이나 나무봉, 나무공 등 도구를 이용할 수도 있다.

라. 도리도리운동

고개를 들고 좌우로 흔드는 운동이다.

효과: 왼쪽 목이 굳어 생기는 눈, 코, 귀, 입 등의 여러 가지 문제를 해결해주고, 오른쪽이 굳어서 생기는 건망증, 치매, 편두통 등의 예방과 해결에 도움을 준다.

1. 발을 어깨너비로 벌리고 서서 허리는 세우고, 가슴은 펴고 고개는 15도 위로 든다.
2. 양손은 걷기운동을 할 때와 마찬가지로 뒤로 깍지를 낀다.
3. 고개는 15도 위로 들고 천천히 좌우로 흔든다.
4. 좀 풀어지고 나면 조금 빠르게 힘을 빼고 흔든다.

- 어깨가 목과 함께 움직이지 않도록 하고, 고개도 숙이지 않도록 한다.
- 한 번 할 때 좌우로 20~30회 정도 반복한다.
- 고개를 완전히 뒤로 젖혀 하늘을 보고 해도 좋다. 단, 입은 다물고 한다.
- 서서, 앉아서, 누워서 할 수도 있다.

마. 엉치 올리기

엉치뼈를 양손으로 밀어서 제자리로 올리는 운동이다.

효과: 엉치뼈가 제자리를 잡아 그 위에 놓인 등뼈를 바르게 해준다. 허리 통증을 없애주고, 엉치 둘레의 근육을 풀어주어 신경이 트이게 하여 골반 안에 있는 여러 장기가 좋아진다.

1. 발을 어깨너비로 벌리고 편안하게 선다.
2. 주먹을 쥐고 손을 뒤로 돌려 뒤위엉덩뼈가시(후상장골극)를 검지와 중지의 첫마디 사이에 끼우고 두 팔꿈치를 가운데로 모은다.
3. 고개를 뒤로 젖히고 엉치뼈를 모아 45도 위로 밀어 올리는 동시에 숨을 내쉬면서 윗몸을 뒤로 젖힌다.

- 무릎을 구부려 바닥에 댄 채 윗몸을 세워서 하면 좀 더 안정된 자세로 운동할 수 있다.(3~5회 반복)

바. 오금방석

방석이나 수건을 말아서 오금에 끼우고 앉아 있는 운동이다.

효과: 엉덩이부터 시작해 허벅지, 종아리, 발목, 발가락까지 굳어 있는 근육을 풀어준다. 무릎, 다리, 허리가 아픈 사람에게 효과가 있다.

1. 앉아서 다리를 여기저기 두드려서 푼다.
2. 일어서서 양 손가락으로 슬개골을 끌어올려서 붙잡고 무릎을 구부렸다 편다. 3~4회 반복한다.
3. 수건을 동그랗게 말거나, 방석을 말아서 오금에 깊숙이 끼우고 무릎을 구부려 발등이 바닥에 닿도록 하고 앉는다.
4. 손 뒤로 깍지 끼고 허리 세우고 고개 들고 다리에는 힘을 빼도록 한다.
5. 5분 정도 하고 수건을 뺀 후 다리를 여기저기 두드려 푼다.
6. 수시로 한다.

- 수건은 2~3장을 단단하게 말아서 오금에 끼운다.

팔법

가. 온몸운동

똑바로 서서 양손을 깍지 끼고 몸을 좌우로 돌리는 운동이다.

운동하기 전후에 하기 좋은 운동이다. 동작을 바꿀 때도 한다.

효과: 어깨와 팔을 제외한 모든 관절을 바로잡아 주고, 굳어 있던 근육을 풀어주어 몸 전체의 긴장을 풀어주고 부드럽게 해준다.

1. 발을 어깨너비로 벌리고 서서 허리는 세우고 가슴은 펴고 고개는 15도 정도 위로 든다.
2. 양손은 깍지를 끼고 배꼽 앞에 주먹 하나 들어갈 정도의 거리를 두고 놓는다. 엄지손가락은 서로 맞댄다.
3. 발은 바닥에 밀착시키고 발목에서 머리까지 온몸을 좌우로 가볍게 돌려준다. 천천히 하다가 점차 강하게 몸통을 돌려준다.
4. 배꼽에서 가슴 높이까지 손의 높이를 바꾸어가며 동작을 해본다.

- 힘을 빼고 왕복 20회 정도 부드럽게 돌려준다.

나. 서서 허리 굽히기

허리를 앞뒤로 구부리고 젖히는 운동이다.

효과: 허리둘레 근육의 유연성을 길러주고, 엉치뼈를 밀어 올려줌으로써 아래로 처져 있는 골반이 제자리 잡게 해주고 허리가 만곡을 이룰 수 있게 해준다.

1. 발을 어깨너비로 벌리고 서서 허리는 세우고 가슴은 펴고 고개는 15도 정도 치켜든다.
2. 팔을 늘어뜨린 채 앞으로 모아 손바닥은 천장으로 향하게 한다.
3. 손을 코앞까지 끌어올리면서 숨을 아랫배까지 깊이 들이마신다.
4. 손바닥이 바닥을 향하도록 뒤집고 등은 쭉 편 상태를 유지하면서 (숨을 내쉬면서) 허리를 앞으로 굽힌다. 머리도 등과 직선이 되도록 유지한다.
5. 허리가 90도 정도 꺾인 상태에서 남은 숨을 내뱉으며 윗몸을 아래로 툭 떨어뜨린다.
6. 오금을 쭉 펴고 허리에 힘을 빼고 축 늘어진 상태에서 숨을 참고 5초 정도 멈추었다가 숨을 들이마시면서 바로 선다.
7. 2~5까지의 동작을 한 번 더 반복한 후 두 번째 윗몸을 일으켜 세울 때는 주먹을 말아 쥐고 등 뒤로 돌린다.
8. 뒤위엉덩뼈가시에 주먹을 팔(八)자 모양으로 댄 후 고개를 뒤로 젖히고 엉치를 모아 45도 위로 밀어 올리면서 (숨을 내쉬면서) 윗몸을 뒤

로 젖힌다. (엉치올리기 2~3번과 동일함)

9. 윗몸을 젖힌 상태에서 2~3초 멈췄다가 숨을 들이마시면서 원래 상태로 돌아온다.

- 앞으로 2번 뒤로 1번을 1세트로 해서 3~5회 반복한다.

다. 서서 팔 돌리기

팔을 쭉 펴고 뒤로 돌리는 운동이다.

효과: 앞으로 처진 어깨를 제자리 잡게 하고, 가슴이 활짝 펴지게 하여 심장과 폐 기능을 좋게 해주며, 오십견, 견비통 등 어깨 둘레의 통증 예방과 치료에 도움이 된다.

1. 발을 어깨너비로 벌리고 서서 허리는 세우고 가슴은 펴고 고개는 15도 정도 위로 든다.
2. 팔의 힘을 빼고 아래로 늘어뜨린다.
3. 양 손등을 마주 보게 한 뒤 숨을 들이마시면서 양팔을 쭉 뻗은 채로 천천히 들어 올린다.
4. 양팔의 안쪽이 귀에 닿을 만큼 팔을 위로 들어 하늘을 향해 쭉 뻗어 올린다. 이때 숨을 참고 동작을 잠시 멈춘다.
5. 숨을 멈춘 상태에서, 양팔과 고개를 뒤로 젖히면서 천천히 내려 어깨

와 가슴이 최대한 펴지게 한다. 이때 윗몸만 뒤로 젖히도록 한다.

6. 양팔이 수평을 이룰 때쯤 숨을 천천히 뱉으면서 팔을 완전히 내린다.
7. 손의 모양은 처음 시작할 때와 마찬가지로 양 손등이 마주 보게 돌아오도록 한다.

- 이 동작을 5~10회 반복한다.

라. 팔 뒤로 어깨 젖히기

두 사람이 한 조가 되어 앞뒤로 나란히 서서 뒤에 선 사람이 앞사람의 팔을 뒤에서 잡아주고 앞사람이 무릎을 구부렸다 폈다 하는 운동이다. 혼자서도 할 수 있다.

효과: 어깨 둘레 근육을 풀어주고, 허리, 고관절 둘레 근육을 강화해준다.

1. 두 사람이 짝을 지어 뒷사람이 앞사람의 등을 보게 나란히 선다.
2. 뒷사람은 발을 어깨너비 정도로 벌리고 앞사람은 엄지발가락과 발뒤꿈치가 붙도록 발을 완전히 모은다.
3. 앞사람이 손을 뒤로 돌리면 뒷사람이 앞사람의 손바닥이 하늘을 향하게 손바닥으로 양 손목을 받쳐준다.
4. 뒷사람은 앞사람의 팔을 받치고 자신의 몸통에 양 팔꿈치를 밀착시켜

고정한다.

5. 앞사람은 숨을 공명까지 들이마셨다가 내쉬면서 천천히(발뒤꿈치를 들면서) 무릎을 구부린다. 윗몸을 앞으로 숙이지 말고 수직으로 내려가도록 한다.
6. 내려가다 보면 다리가 떨리면서 힘이 가장 많이 들어가는 지점이 있는데 여기에서 멈춘 다음 숨을 참고 5초 정도 머물러 있는다.
7. 충분히 버티었으면 이번에서 숨을 들이마시면서 최대한 천천히 바로 선다. 이때도 윗몸은 수직을 유지한다.
8. 동작을 적어도 5회 이상 되풀이한다.

- 혼자 이 운동을 할 때는, 손은 걷기운동을 할 때처럼 뒤로 깍지 끼고 발은 엄지발가락과 발뒤꿈치가 붙도록 모은 상태에서 위의 4~6번까지의 동작을 5회 이상 되풀이한다.

마. 앉아서 허리 비틀기

허리를 쭉 펴고 앉아서 몸통을 좌우로 비트는 운동이다.

효과: 허리를 부드럽게 해주고, 옆구리를 자극하여 대장, 신장, 방광, 생식기관 등의 기능을 향상해준다.

1. 책상다리나 반가부좌 또는 꿇어앉기 중 편한 자세를 하고 앉는다.

2. 허리를 앞쪽으로 당겨 바로 세우고 가슴을 편다. 고개는 상방 15도 정도 들어준다.
3. 오른팔을 뻗어 올려 귀를 스치듯이 지나 등 뒤로 돌려 자신의 꼬리뼈 뒤쪽의 바닥을 짚는다. 허리가 쭉 펴지도록 팔을 곧게 뻗어서 상체를 받쳐주고 왼손은 오른쪽 무릎을 잡는다.
4. 척추를 곧게 세운 상태를 유지하면서 상체를 오른쪽으로 돌리며 숨을 내쉰다. 3~4초간 숨을 멈추고 있다가 숨을 들이마시면서 제자리로 돌아온다. 이때 고개는 항상 15도 정도 든 상태를 유지해야 한다.
5. 반대편도 마찬가지로 해서 왕복 5회 정도 반복한다.
6. 온몸운동으로 마무리한다.

바. 누워 등뼈 바로잡기

누워서 팔다리를 아래위로 곧게 뻗어 등뼈를 바로잡는 운동이다.

효과: 가슴등뼈(흉추)를 바로잡아 자율신경으로 연결된 모든 장기의 기능을 향상해주고, 공명까지 호흡이 통하게 하여 심폐 능력을 강화해주고, 다리의 근육도 풀어준다.

1. 바닥에 편안하게 누운 후 배꼽 아래까지 숨을 들이쉬고 내쉬면서 몸에 긴장을 푼다.
2. 손바닥이 천장을 보게 하고 팔을 바닥에 붙인 채 (숨을 들이마시면서)

팔이 원을 그리듯 머리 위로 쭉 뻗어 올림과 동시에 발과 다리를 최대한 아래로 뻗는다.

3. 숨을 최대한 마신 후 팔다리를 위아래로 뻗은 자세를 유지하면서 아랫배에 힘을 주어 마신 공기를 공명까지 밀어 넣는다. 이때 등뼈 전체의 모습은 아치 형태가 되도록 한다. 그리고 숨을 참을 수 있는 데까지 최대한 참는다.
4. 더 이상 숨을 못 참게 되면 다리를 아래로 뻗고 있는 상태를 유지하면서 양손을 원을 그리듯 끌어 내려와 가슴 옆에 두고 손바닥이 천장을 향하도록 한다.
5. 그런 다음 손바닥을 천장으로 빠르게 뻗으면서 참고 있던 숨을 공명에서부터 한 번에 다 내뱉는다.
6. 준비 자세로 돌아가 호흡을 고른 후 처음부터 다시 시작한다.
7. 한 번은 발끝을 아래로 뻗어서 하고, 한 번은 발끝을 위쪽으로 꺾어 번갈아 가며 한다. 이 운동은 5회 정도 반복한다.
8. 마무리는 올챙이 운동으로 한다.

※ 올챙이 운동

1. 누워 등뼈 바로잡기 운동을 마친 후 누워 있는 자세에서 팔은 반만세 자세로 하고 허리는 바닥에서 띄우고 머리는 바닥에 붙이도록 한다.
2. 하체는 상체의 움직임을 지탱하는 역할을 하도록 하고 팔과 어깨를 좌우로 흔들어 등뼈가 따라서 움직이게 한다.

사. 누워 공명 틔우기

상체를 뒤로 한껏 젖히고 누워서 숨을 아랫배 깊숙이 들이쉬고 내쉬는 운동이다.

효과: 복식호흡을 순조롭게 할 수 있게 해주며, 오장육부 전체를 강화해서 몸의 기운이 잘 돌게 해준다.

1. 두 명이 짝을 지어서 하는 운동이다. 한 명은 바닥에 엎드린 채 양손을 포개고 그 위에 머리를 기대고 편안한 자세를 취한다.
2. 다른 한 명은 엎드린 사람 허리의 가장 낮은 부분에 자신의 척추 중심선이 오게 하여 책상다리나 반가부좌를 하고 앉는다.
3. 앉아 있던 사람이 팔을 머리 위로 들면서 엎드린 사람의 허리를 베고 뒤로 눕는다. 어깨가 펴질 수 있도록 팔은 양옆으로 펼치거나 머리 옆에 놓는다. 이때 위에 누운 사람의 엉덩이가 바닥에서 뜨지 않도록 한다.
4. 호흡을 공명까지 깊고 편안하게 하면서 이 자세로 최소한 5분 이상 있도록 한다. 두 사람이 호흡을 맞추면 더 좋다.
5. 일어날 때는 몸을 옆으로 돌리지 말고 허리힘으로 그대로 일어나도록 한다. 가능한 한 빠른 속도로 한 번에 일어나도록 해야 한다. 바로 일어나기 힘들 때는 엎드린 사람이 등을 들어 도와준다.
6. 운동을 마친 후에는 앉은 상태에서 온몸운동을 한다.
7. 엎드린 사람은 그대로 엎드린 채로 있고, 일어나 앉은 사람이 엎드린 사람 돌아서 무릎을 직각으로 세우고 앉아, 손에 몸무게를 실어 손바닥으로 등을 지그시 누르면서 등뼈와 직각이 되는 방향으로 문질러 등

근육을 풀어준다. 주의할 점은 허리에 힘이 가해지지 않도록 하는 일이다.

8. 두 사람이 위치를 바꾸어서 위와 같은 방법으로 한다.

- 혼자 할 때는 방석을 여러 장 접어 쌓거나 베개 등으로 사람을 대신한다.

공명

배꼽과 치골(두덩뼈) 사이에 있는 빈 공간으로 공명이 틔어 있으면, 손가락으로 그 부분을 누르면 부드럽게 들어간다. 손가락이 잘 안 들어가면 공명이 막힌 것이다. 즉 내장이 아래로 처져 있는 것이다.

아. 앉아 척추 바로 세우기

가슴 펴고 허리 세우고 똑바로 앉아 있는 운동이다.

효과: 등뼈를 바로 세워서 뇌와 눈, 코, 귀, 입을 비롯, 호흡기, 소화기, 내분비계 등의 기능을 활성화해주고, 깊은 호흡이 가능해지면서, 마음 수양도 되게 해준다.

1. 책상다리나 반가부좌, 꿇어앉기 중 편한 자세로 앉아 (몸의 긴장을 풀

고) 옆구리 근육을 수직으로 세우고 허리를 앞쪽으로 당겨서 바로 세운다.

2. 어깨를 으쓱해서 뒤로 넘김과 동시에 양손은 뒤로 깍지를 껴서 허리 밑으로 쭉 내린다. 팔꿈치를 서로 마주 보게 하듯이 안쪽으로 돌리고, 손목은 직각이 되게 하고 손은 엉덩이에 붙인다.
3. 고개는 상방 15도 정도로 유지하고 있어야 한다. 이 자세를 완성하면 가슴과 어깨가 펴지고 허리가 안으로 살짝 들어가 만곡을 이루게 된다. 그리고 어깨와 고관절을 이은 선이 지면과 수직이 되어 매우 안정적인 자세가 된다.
4. 이 자세로 적어도 5분 이상 앉아 있도록 한다. 앉아 있는 동안 숨을 깊이 들이마시고 내뱉기를 반복한다.

도구운동

가. 등봉

나무봉을 가슴등뼈(흉추)와 나란히 붙여서 대고 누워 있는 운동이다.

효과: 가슴이 펴지면서 심장과 폐의 기능이 좋아지고, 뒤로 굽어 있던 등이 펴져서 면역기능이 살아나고 자율신경으로 연결된 모든 기관의 기능이 좋아지며, 나아가서 온몸의 굳은 근육이 풀리게 한다.

1. 나무봉을 가슴등뼈 중심선을 따라 대고 눕는다. 나무봉의 위치는 목뼈가 끝나는 지점에서 시작해서 아래쪽으로 가슴등뼈(흉추) 끝나는 지점이나 그 위쪽이다. 허리에 대는 일이 없도록 한다.
2. 팔은 반만세 자세를 유지하고, 무릎을 접어서 양발바닥이 서로 닿도록 붙인다. 모은 발이 가능한 한 골반에 가깝게 끌어올린다. 반만세 자세가 익숙해지면 손을 머리 위로 뻗어 올려서 해도 된다.
3. 온몸에 힘을 빼고, 호흡은 공명까지 깊이 쉬도록 한다.
4. 시간은 20분 정도 하며, 좀 더 오래 있어도 되고 운동의 간격도 별문제가 되지 않는다.
5. 일어날 때는 방석운동 후와 마찬가지로 한다.
6. 온몸운동으로 마무리한다.

- 나무봉은 수건을 한 장 말아서 사용하고 딱딱해서 아플 때는 나무봉 위에 수건이나 방석을 덧대어서 해도 된다.
- 나무봉의 크기는 길이는 30cm 정도이고, 지름은 6.5cm 정도이다.

* 절대 주의
- 나무봉을 등뼈에 가로로 대지 않는다. 등뼈를 벌어지게 할 위험이 있다.

나. 엉치봉

나무봉을 엉치에 가로로 대고 누워 있는 운동이다.

효과: 엉치가 제자리를 잡게 해주어 허리 통증을 잡아주고, 골반 안에 있는 장기들을 건강하게 해주며 치질에도 도움이 된다.

1. 나무봉을 뒤위엉덩뼈가시(후상장골극)의 바로 밑에 가로로 대고 눕는다. 이때 뒤위엉덩뼈가시가 허리 쪽으로 끌어올려진다는 느낌이 들도록 해야 한다.
2. 팔은 반만세 자세로 하고 다리는 편안하게 쭉 뻗는다.
3. 온몸에 힘을 빼고 호흡은 공명까지 깊이 쉬도록 한다. 힘이 빠지면 엉덩이가 바닥에 살짝 닿을 정도가 된다.
4. 시간은 5분 정도로 짧게 해야 한다. 운동의 간격은 별문제가 되지 않

는다.

5. 일어날 때는 방석운동 후와 마찬가지로 한다.
6. 온몸운동으로 마무리한다.

- 나무봉은 수건을 한 장 말아서 쓰도록 한다.
- 나무봉을 꼬리뼈나 허리뼈에 대고 하지 않도록 조심한다.

다. 탁자운동

탁자 위에 몸을 뒤로 젖히고 누워 있는 운동이다.

효과: 목뼈를 제자리 잡게 해주고, 어깨를 펴주고, 심폐기능을 향상해 준다. 등뼈를 바로 펴주고, 내장기관을 활성화해주고, 피시근(골반바닥근) 강화로 전립선, 치질, 요실금 등에 효과가 있다.

1. 탁자에 걸터앉아 다리가 벌려지지 않게 벨트로 무릎 위쪽을 묶고, 방석을 방석운동 할 때처럼 허리에 대고 탁자에 눕는다.
2. 겨드랑이가 탁자의 끝 모서리에 오도록 한다. 다리는 쭉 뻗도록 하고 팔은 편안하게 옆으로 벌려 늘어뜨린다.
3. 온몸에 힘을 빼고 공명까지 깊숙이 호흡을 한다. 운동시간은 10~15분 정도 한다.
4. 일어날 때 발은 탁자의 발걸이에 끼워서 윗몸일으키기 하듯이 반듯하

게 일어나 앉는다. 허리가 아프거나 힘이 없어서 바로 일어나지 못하면 탁자 옆 가장자리를 손으로 잡고 당기면서 아래로 미끄러져 무릎을 꿇으면서 앉는다.

5. 마무리 운동으로 온몸운동을 한다.

- 일어날 때 몸이 비틀어지지 않도록 한다.
- 운동을 마치고 탁자에서 일어나기 전에 목을 축 늘어뜨린 채 천천히 도리도리운동을 하면 목 교정에 도움이 되지만 빨리, 세게 하면 안 된다. 자칫하면 목을 심하게 다친다.

라. 쿠션운동

쿠션을 등에 대고 누워 있는 운동이다.

효과: 가슴이 펴져 폐와 심장이 건강해지고, 공명이 틔어 온몸의 기운이 잘 돌게 되어 활기차게 된다. 굽은 어깨를 펴주는 효과도 있다.

1. 먼저 바닥에 쿠션이 미끄러지지 않도록 매트나 미끄럼 방지용 천을 깔아둔다.
2. 쿠션의 위쪽 양 귀 부분을 양손으로 잡아 허리 윗부분에(흉추의 아랫부분) 끌어대고 쿠션의 아래쪽이 미끄러지지 않게 천천히 눕는다. 엉

치는 바닥과 수직이 되게 세워지고, 등은 뒤로 아치를 만들게 되고 고개는 바닥으로 늘어뜨려 진다.

3. 다리는 힘을 빼고 편안하게 뻗어 놓고, 팔은 편안하게 옆으로 벌려 늘어뜨린다.
4. 온몸에 힘을 빼고 공명까지 깊숙이 호흡을 하고 운동시간은 10분 정도 한다.
5. 일어날 때는 팔을 위로 올리고 허리힘으로 한 번에 벌떡 일어나도록 한다. 이 동작이 어려우면 방석운동 후 일어나는 자세로 일어난다.
6. 온몸운동으로 마무리한다.

마. 의자운동

의자 위에 누워 있는 운동이다.

효과: 굽어 있던 온몸을 펴주어 목부터 발까지 모든 근육을 풀어주고, 특히 떠 있던 엉치뼈를 제자리 잡게 해주고, 굽은 등을 펴주는 효과가 크다.

1. 적당한 의자를 준비한다. 앉는 자리의 크기가 가로/세로 각 35cm 정도, 높이는 바닥에서 45cm 정도이고, 네 발이 바닥에 단단히 고정되어 흔들리지 않아야 한다.
2. 엉치 또는 뒤위엉덩뼈가시(후상장골극)가 앉은 의자의 가장자리에 걸

릴 정도로 해서 천천히 등을 대고 눕는다.(또는 방석을 반으로 접어 의자 중간에 놓고 눕는다.)

3. 몸을 뒤로 젖혀서 휘어지게 하고 팔은 양옆으로 쭉 펴서 늘어뜨리고 고개는 목 뒤로 늘어뜨리고 온몸에 힘을 뺀다. 다리는 힘을 뺀 채로 쭉 펴고 있어도 되고 할 수 있으면 발을 의자 다리 안으로 넣고 발등이 바닥에 닿게 하여 몸이 전체적으로 휘어지도록 한다.
4. 공명까지 호흡하면서 5분을 넘지 않도록 한다.
5. 일어날 때는 손으로 의자 가장자리를 잡고 허리에 힘을 주어 앞으로 반듯하게 일어나도록 한다. 여의치 않을 때는 손으로 의자 다리를 잡고 엉덩이를 의자 아래로 미끄러져 내리게 해서 천천히 바닥에 앉도록 한다.
6. 온몸운동으로 마무리한다.

- 의자에 앉아 허리 비틀기를 해도 되고 도리도리, 귀위독맥치기 등을 하면 좋다.
- 의자 모서리에 배를 대고 배끌어올리기를 해도 된다.
- 이 운동은 수시로 해도 된다.

기타

옆으로 누워 온몸 펴기(와불운동)

몸 전체를 1자로 쭉 펴고 모로 누워 있는 운동이다.

효과: 허리부터 목까지 굳어 있던 근육을 풀어주고, 부정맥 등 심장질환에 효과가 있으며, 폐와 유방에도 좋은 운동이다. 굳은 목을 푸는 데도 좋다.

1. 옆으로 누워서 손바닥으로 귀 둘레를 괴고 눕는다.
2. 머리와 발을 가능한 뒤로 젖혀 몸이 전체적으로 활 모양이 되도록 한다. 고개는 위쪽으로 살짝 든다.
3. 남은 팔은 등 뒤로 넘겨서 바닥을 짚어 몸의 균형을 잡는다. (또는 한쪽 다리 무릎을 살짝 접어 발이 바닥에 닿게 받쳐서 몸이 뒤로 넘어가지 않도록 한다.) 10분 정도 한다.
4. 마치면 반대쪽으로 돌아누워 위와 마찬가지 방법으로 한다.

-시간은 기본 10분씩이나 제한은 없다.

-뒤로 젖힌 손으로 구부린 발의 발등을 잡고 해도 된다.

통증보감

약 안 먹고 수술 안 하고 병 고치는 법

초판 1쇄 발행 2020년 12월 15일
2쇄 발행 2023년 8월 31일

지은이 아닌
펴낸이 권경옥
펴낸곳 해피북미디어
등록 2009년 9월 25일 제2017-000001호
주소 부산광역시 동래구 우장춘로68번길 22 2층
전화 051-555-9684 | 팩스 051-507-7543
전자우편 bookskko@gmail.com

ISBN 978-89-98079-39-0 03510